다시 안 찌는
몸의
공식

**Original Japanese title:
LOGICAL DIET:
San Kagetsu de "Katte ni Yaserukarada" ni Naru**

© Shinobu Shimizu, Gentosha 2024
Original Japanese edition published by Gentosha Inc.

Korean translation rights arranged with Gentosha Inc.
through The English Agency (Japan) Ltd. and Danny Hong Agency

이 책의 한국어판 저작권은 대니홍 에이전시를 통한
저작권사와의 독점 계약으로 (주)범문에듀케이션에 있습니다.
저작권법에 의해 한국 내에서 보호를 받는 저작물이므로 무단전재와 복제를 금합니다.

단 3개월, 요요 없는 몸을 만드는 로지컬 다이어트

다시 안 찌는
몸의 공식

시미즈 시노부 지음 | 최려진 옮김

아침사과

시작하는 글

날씬한 사람으로
다시 태어나기 위한 책

　시작하기 전에 미리 말씀드립니다. 이 책은 최단기간에 살을 빼고 싶은 사람에게는 적합하지 않습니다. 단기간에 체중을 줄이는 다이어트 방법 소개는 이미 넘쳐납니다. 그런 정보를 얻으려 이 책을 펼쳤다면 이만 내려놓아도 됩니다.
　그러면 어떤 독자를 위한 책일까요?
　이 책은 '두 번 다시 살찌지 않는 몸'을 만드는 방법에 대해 알려줍니다. 이것을 실천하면 건강하게 살을 뺄뿐더러 결코 도로 살찌는 일 없이 날씬해진 몸을 평생 유지할 수 있습니다. 즉, 날씬한 사람으로 다시 태어나고 싶은 사람을 위한 책입니다.
　하지만 지금까지 몇 번이나 다이어트에 도전했다가 실패를 거듭한 사람이라면 대번에 이런 반응을 보일 것입니다.

"날씬한 사람으로 다시 태어나다니 어림도 없지!"

"내가 해봐서 아는데 무슨 다이어트가 됐든 틀림없이 도로 살이 찐다니까."

수차례 거듭된 실망스러운 기억으로 인해 의심이 앞서는 것이지요.

하지만 그런 의심은 이제 버려도 좋습니다. 다이어트에는 '이렇게 하면 확실하게 살이 빠진다, 이렇게 하면 두 번 다시 살찌지 않는다'는 합리적인 해결책이 있기 때문입니다. 특별한 기구를 이용해야 하거나, 약을 복용하거나, 특정한 음식을 먹어야 하는 것은 아닙니다. 방법은 매우 단순합니다. 식사와 운동 습관을 '자연히 살 빠지는 모드'로 바꾸는, 더 없이 정석적인 해결법입니다.

이 해결법은 수학의 '방정식'과 같습니다. 방정식을 모르는 사람은 빨리 답을 찾으려고 초조하게 이것저것 시도해보지만 헤매기만 하다가 엉뚱한 길로 들어섭니다. 하지만 방정식을 알고 있는 사람은 눈앞의 문제에 식을 적용하기만 하면 된다는 것을 알기에 헤맬 일 없이 합리적으로 해답을 적어낼 수 있습니다.

그럼 그 '살 빠지는 방정식'은 대체 무엇일까요?

바로 지금부터 소개할 '로지컬 다이어트'입니다.

로지컬 다이어트라는 살 빠지는 방정식을 이용하면 누구라도 '확실하게 살이 빠진다, 절대 다시 살찌지 않는다'는 답을 도출할 수 있습니다. 지금까지 아무리 노력해도 살찐 사람의 세계에서 벗어나지 못했던 사람도, 당당하게 날씬한 사람의 세계에 속할 수 있습니다.

왜 걷기운동을 열심히 해도 살이 빠지지 않을까?

헬스장을 운영하면서 트레이너로서 매일 많은 사람들에게 운동을 지도해왔습니다. 고객 중에는 메이저리그의 토론토 블루제이스에서 활약하는 투수 기쿠치 유세이를 비롯해 다양한 분야의 프로스포츠 선수들도 있습니다.

근력운동이나 몸 만드는 방법을 지도해온 트레이너가 무슨 다이어트를 말하는지 의심스러울 수도 있습니다. 그러나 근육을 단련하는 것과 지방을 줄여 살을 빼는 것은 근본이 같아서 동일한 지식과 경험을 이용하여 접근할 수 있는 대상입니다. 실제로 '제대로 다이어트를 하고 싶다, 탄탄한 몸매를 만들고 싶다'는 목적으로 우리 헬스장을 찾아오는 사람도 많아 벌써 35년 넘게 다이어트 지도를 해오고 있습니다.

사실 나 자신도 젊은 시절 한때 상당히 살이 쪘다가 3개월에 걸친 다이어트로 육체 개조를 한 경험이 있습니다. 그후 약 30년 동안 특별히 대단한 운동을 해온 게 아닌데도 근육질이면서 살이 빠진 상태를 유지하고 있습니다. 물론 요요현상이 온 적은 한 번도 없습니다.

그 뼈저린 경험이 바탕에 녹아든 덕에 올바른 다이어트를 지도하는 길에 들어섰습니다. 다이어트 지도를 하면서 가장 중시하는 부분은 자기 스스로 '왜'에 대해 명확히 답하도록 이끄는 것입니다. '왜 그 체중까지 빼고 싶은지, 왜 이 운동을 하는지, 왜 이만큼을 먹는지'를 일일이 확인하며 행동한다는 의미입니다.

어떤 일이든 '왜 이 일을 하는지' 이유를 알고 하는 사람과 그렇지 못한 사람 간에는 큰 차이가 벌어집니다. 좀처럼 살이 빠지지 않는 사람들은 대부분 애초에 '왜 이 방법으로 다이어트를 하는지' 깊이 생각하지 않습니다. 왜 그 다이어트 방법을 시도했는지 이유를 물어보아도 "인터넷에서 평이 좋아서요."라거나 "광고를 봤거든요.", "친구가 하길래요.", "그냥 괜찮은 것 같아서요."처럼 주체성 없는 대답이 돌아오곤 합니다.

일례로 매일 걷기운동을 열심히 하는 사람들이 많은데, 건강을 유지하는 데는 좋은 운동이지만, 혹시라도 살을 빼겠다는 목적으로 열심히 걷고 있다면 안타깝게도 그 노력은 허사라고 할 수밖에 없습니다. 걷기운동은 기대만큼 살이 빠지는 효과가 없기 때문입니다.

살이 전혀 빠지지 않는다고는 못하지만, 빠르게 걷기로 30분을 걸었을 때 칼로리 소비량은 고작 120kcal 정도에 지나지 않습니다. 수영장에서 물 한 잔 퍼내는 정도라고나 할까요. 두 달 동안 매일 걷는다 해도 체지방은 500g도 빠지지 않습니다. 이런 사실을 모른 채 걷기운동으로 살을 빼겠다는 기대를 갖고 계속 열심히 걷고 있다면 너무 안타까운 일입니다.

다만 걷기운동에는 살이 빠지는 효과 외에 중요한 역할이 있는데, 그 점에 대해서는 본문에서 자세히 설명하겠습니다.

STOP! 생각 없는 다이어트는 이제 그만

이처럼 다이어트를 한다고 하면서 아무리 해도 살이 빠질 리 없는 방법에 엄청난 시간과 노력을 쏟아붓는 사람이 많습니다. 깊이 생각하지 않고 다이어트에 돌입하면 아예 엉뚱한 방향으로 노력을 쏟거나, 안일한 다이어트 방법에 홀려 연거푸 손을 내밀었다가 금세 도로 살이 찌는 것을 넘어 건강이 무너지기도 합니다.

그래서는 안 됩니다. '살이 빠지지 않는 요건'을 배제하고 '살이 빠지는 요건'만을 선택하여 더 합리적인 방법으로 건강하게 다이어트를 해야 합니다. 눈을 크게 뜨고 제대로 머리를 써서 '생각하는 다이어트'를 해야 합니다. '생각 없는 다이어트'는 이제 그만 졸업하고 합리적이고 주체적으로 사고하는 다이어트를 해야 노력이 결실을 맺을 수 있습니다.

'로지컬 다이어트'는 이런 '생각하는 다이어트'를 추구합니다. 의학적·과학적 근거가 있는 살 빠지는 요건만을 가려낸 다음 '어떻게 하면 효율적으로 살이 빠지는지'에 대한 치밀한 연구 끝에 탄생한 합리적인 다이어트 방법입니다. 게다가 결코 어렵지 않습니다. 평범한 누구나 실천할 수 있도록 고심한 결과물을 곳곳에 배치해두었기 때문입니다.

한 가지 짚어둘 것은, 이 책에서는 '살을 빼는' 행위를 '다이어트'라고 표현한다는 점입니다. '다이어트(diet)'의 원래 의미는 '식사 혹은 식이요법'입니다. 즉 다이어트라는 단어에는 운동이라는 요소가 담겨 있지 않습니다. 그래서 살을 빼는 행위를 다이어트라고 표현하는 것은 엄밀하게 말하면 부적절하지만, 살을 빼는 데는 운동도 필요하기 때문에 이 책에서는 많은 사람들에게 익숙한 다이어트라는 단어를 사용했습니다.

본질을 알면 최단거리로 목표에 도달할 수 있다

로지컬 다이어트는 적어도 3개월의 시간을 들여 '날씬한 몸'과 '도로 살찌지 않는 몸'의 토대를 만듭니다. 최근에는 '일주일에 3kg 감량 보장' 따위의 문구를 내세운 광고가 넘쳐나고 있으니 3개월이 길게 느껴질 수도 있습니다.

하지만 일주일 만에 3kg을 뺀다느니, 열흘에 5kg 감량을 보장한다느니 하는 인스턴트 다이어트가 오히려 멀리 돌아가는 길이 될 수 있습니다. 인스턴트 다이어트는 일단 살이 빠지더라도 도로 살이 찔 확률이 매우 높습니다. 상세한 설명은 나중에 하겠지만, 단기간에 살이 빠지면 인간의 뇌와 몸은 이전의 살찐 상태가 더 편안했다고 느끼기 때문에 그 편안한 상태로 한시라도 빨리 돌아가려는 힘이 작용합니다. 그래서 아무리 의지가 강한 사람이라도 그 힘에 항거하지 못해 필연적으로 도로 살이 찌는 것입니다.

그러면 로지컬 다이어트는 어떨까요?

로지컬 다이어트는 '날씬한 사람이 된다'는 목표에 도달할 수 있는 가장 가까운 길입니다. 돌아서 가는 길이나 들러서 가는 길에서 쓸데없는 시간을 소비하는 일이 없습니다. 확실하게 살이 빠지고 다시는 살찌지 않게 만드는 데 필요한 것만을 실행하여 목적지로 곧장 가는 방법입니다.

목적지에 도착하기까지는 나름대로 시간이 걸리지만 그것은 뇌와 몸이 살 빠진 상태에 익숙해지게 만드는 최소한의 필요시간입니다. 요요현상 걱정 없이 정직하고 올바른 방법으로 살이 빠진 사람이 되는 데는 그만큼의 시간이 필요한 법입니다. 이처럼 어느 정도의 필요시간이 요구되지만 로지컬 다이어트만큼 짧은 시간에 효율적으로 목적지에 도달할 수 있는 방법은 어디서도 찾기 어려울 것입니다.

흔히 돌아서 가지 않고 해결할 수 있는 더 좋은 방법을 '왕도(王道)'라고 하는데, 그런 의미에서 보면 로지컬 다이어트야말로 '다이어트의 왕도'입니다.

인생을 성공으로 이끄는
방정식을 선택하라

지금까지 다이어트 지도를 해오며 확신하게 된 것이 있습니다. 그것은, 날씬한 사람의 세계에 속하게 되면 사람이 크게 달라진다는 점입니다. 주위의 시선도 달라지고, 안에서부터 뿜어져 나오는 자신감이 얼굴에까지 드러납니다. 다이어트 성공이 그 사람의 몸뿐 아니라 얼굴과 마음도 바꾸는 것입니다. 어떤 일을 할 때나 행동을 할 때도 당당하고 유능하게 보입니다. 그런 긍정적인 변화 덕분에 업무에서나 사생활에서 한층 높이 올라선 사람도 많습니다.

이제 로지컬 다이어트를 계기로 자신을 변화시키는 선택을 하세요. 앞에서 로지컬 다이어트를 방정식에 비유했는데, 이 다이어트는 인생을 성공으로 이끄는 방정식이라고 해도 좋습니다.

다양한 다이어트를 시도했지만 멀리 돌아가는 길에서 실패를 거듭해온 사람은 '이걸 하면 확실히 살이 빠지고, 이후로도 줄곧 날씬한 상태를 유지할 수 있다'는 성공 방정식을 간절히 원합니다. 그렇다면 로지컬 다이어트를 실행에 옮기지 않을 이유가 없습니다.

논리적 사고로 실천하는 이 다이어트 방법을 몸에 익히면 '살찐 사람'을 졸업하고 '날씬한 사람'으로 다시 태어날 수 있습니다. 게다가 날씬한 몸을 평생 유지할 수 있습니다.

이제 로지컬 다이어트라는 방정식으로 최단거리를 달려 목적지에 도달하기 바랍니다. 한 걸음 한 걸음 왕도를 걸어 날씬한 사람으로 다시 태어나세요. 건강하게 몸을 바꾸고 자신을 바꾸어 앞으로 다가올 인생을 더 멋진 쪽으로 바꿔보지 않겠습니까?

차례

시작하는 글　　5

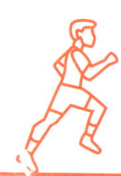

1　실패한 다이어트에는 틀림없이 이유가 있다
다시는 헤매지 않기 위한 다이어트 리터러시

'안타까운 다이어트' 체크리스트　　20

지금까지 했던 다이어트, 어디가 어떻게 잘못되었을까?　　23

섭취를 조절하는 다이어트(식이 다이어트)　　27
원푸드 다이어트 | 식사 순서 다이어트 | 식단 교체 다이어트
단식 다이어트 | 당질 제한 다이어트 | 보조제 다이어트

에너지 소비를 조절하는 다이어트(운동 다이어트)　　35
헬스장 운동 다이어트 | 초단기 관리 다이어트
과격한 운동 다이어트 | 홈트 운동 다이어트 | 자세 교정형 다이어트

기타 요소를 조절하는 다이어트　　41
기록 다이어트 | 기기 의존형 다이어트
에스테틱·마사지 다이어트 | 변비 해소 다이어트 | 땀 배출 다이어트

논리적 사고로 '다이어트 리터러시'를 갖추자　　45

아무 노력도 없이 살이 빠지는 '요술방망이'는 없다　　47

2 운동은 살 빼는 데 필요하지만 운동으로는 살을 빼지 못한다

눈앞이 환해지는 새로운 운동 상식

다이어트는 식사가 90%　52

로지컬 다이어트의 4대 장점　55

지방이 쌓이는 메커니즘　57

근력운동으로는 살이 빠지지 않는다,
유산소운동도 기대만큼 효과는 없다　58

지방이 빠지는 것과 체형이 개선되는 것은 별개　60

운동으로는 살이 빠지지 않는다는 결론을 받아들여야 한다　61

풀마라톤을 2회 완주해도 체지방은 1kg도 빠지지 않는다　63

식사의 칼로리를 제한하는 편이 훨씬 합리적이고 쉽다　65

운동으로 살이 빠지는 않지만
운동을 하면 살이 빠지기 쉬워진다?　69

활동량을 끌어올리는 '토대 만들기'　72

근력운동을 열심히 하면 출력 높은 몸이 될 수 있다　74

근력운동 없이 식사량만 줄이면 근육이 감소하는 이유　76

살이 빠지기는 힘들고 찌기는 쉬운 몸은 이렇게 만들어진다　77

로지컬 다이어트의 원형이 된 다이어트 경험　78

유산소운동을 열심히 하면 심폐기능이 향상된다　82

최대산소섭취량을 높이기　84

심박수 135~140을 20분 동안 유지하기　85

운동 부족일수록 'NEAT 만들기'에 힘쓰기　87

운동에 의한 '토대 만들기'가 다이어트 성공의 지름길　89

3 실천, 로지컬 다이어트!
3개월이면 '알아서 살 빠지는 몸'이 된다

급격한 다이어트가 틀림없이 실패하는 이유　94

다이어트 중의 뇌와 몸은 '컴포트존'으로 돌아가고 싶어 한다　96

뇌를 자극하지 않고 '속여 넘겨' 살 빼는 방법　98

식사량은 논리적으로 조절해야 한다　100

당신은 스스로 생각하는 것보다 더 먹고 있다　101

먹어도 되는 칼로리양은 '34 × 희망 체중'　103

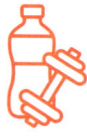

먹어도 되는 칼로리 산출의 로직　106

메츠·시의 산출 요령은 '깐깐하게 적용할 것'　115

목표 달성까지 걸리는 기간은 이렇게 알 수 있다　116

칼로리 제한을 즐기는 법　118

편의점 작전으로 칼로리 감각을 갖는다　119

프랜차이즈 식당이나 영양관리 앱도 강력한 아군으로　121

'먹어도 되는 양'을 따지는 것은 사실 그렇게 힘들지 않다　124

근력운동은 세 가지만 하면 된다　130

유산소운동 후의 작은 보상　137

습관으로 정착하기까지는 최소 3개월　139

살 빠진 상태를 평생 유지할 수 있으면 진짜 다이어트 성공자　142

4 다이어트에는 인생을 바꾸는 힘이 있다
꿈꾸던 미래를 논리적으로 붙잡는다

몸의 변화는 곧바로 자신감으로 이어진다　146

9개월 만에 9kg 감량!
두 치수 아래 웨딩드레스를 입게 된 S씨　148

성공을 좌우하는 기준은 간절함의 정도　155

어떻게 간절함의 정도를 높일까?　158

다이어트를 성공으로 이끄는
'살 빠진 사람의 생활 습관' 12조   161

- **1조** 공깃밥 추가를 하지 않는다
- **2조** 배가 차면 그만 먹는다
- **3조** 남기기 아깝다는 생각을 버린다
- **4조** 80%만 먹기보다는 족함을 안다
- **5조** 달성해야 하는 것은 '결과목표'가 아닌 '행동목표'이다
- **6조** 대사량이나 체질을 변명거리로 삼지 않는다
- **7조** 큰 접시 요리가 아니라 자신의 적정량의 그릇에 먹는다
- **8조** 제멋대로 주는 면죄부는 봉인한다
- **9조** 체중계 숫자에 연연하지 않는다
- **10조** 치팅데이를 치팅위크로 연장하지 않는다
- **11조** 모임이나 술자리를 피하지 않아도 된다
- **12조** 날씬한 사람의 세계에 산다는 프라이드를 갖는다

마치는 글   176

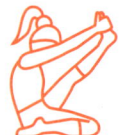

제 1 장

실패한 다이어트에는 틀림없이 이유가 있다

다시는 헤매지 않기 위한
다이어트 리터러시

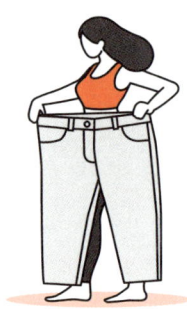

'안타까운 다이어트' 체크리스트

왜 노력하는데 살이 안 빠질까요?

거기에는 기본적으로 두 가지 이유가 있습니다. 노력이 부족했거나, 노력의 방향이 잘못되었거나!

"아뇨, 저는 살을 빼려고 최선을 다했어요. 노력이 부족한 건 아니에요."라고 주장한다면, 방향이 크게 어긋났거나 엉뚱한 노력을 하고 있을 가능성이 큽니다.

"설마 내가 하고 있는 다이어트가 잘못됐을 리 없어."라며 부정하는 사람도 많습니다. 하지만 정말 그럴까요? 정말 자신이 살을 빼기 위해 하고 있는 노력의 방향이 잘못되지 않았다고 자신할 수 있나요?

이렇게 말하는 이유는 살을 빼려고 애쓰는 이들 중에는 '엉뚱한 노력'을 하고 있거나 '안타까운 노력'을 하는 경우가 너무 많기 때문입니다.

혹시 다이어트에 성공하기 위해 다음과 같은 생각과 계획을 떠올리지 않는지 체크해볼까요.

체크리스트

- ☐ 근력운동을 열심히 하면 지방이 빠져서 몸무게가 줄어들 것이다.
- ☐ 복근운동을 하면 복부 지방이 빠질 것이다.
- ☐ 주 1회 헬스장에 다니면서 살을 빼겠다.
- ☐ 살을 빼려면 역시 유산소운동을 해야 한다.
- ☐ 매일 30분씩 걸으면 분명히 조금씩 살이 빠질 것이다.
- ☐ 에스테틱이나 마사지숍을 다니면서 살을 빼겠다.
- ☐ 자세를 교정하면 살이 빠질 것이다.
- ☐ 살을 빼기 위해 채소를 먼저 먹는 습관을 들이겠다.
- ☐ 다이어트 보조제를 먹고 있으니 조금 많이 먹어도 괜찮을 것이다.

단언컨대 위에 예를 든 다이어트 계획은 전부 잘못입니다. 하나같이 틀렸거나 방향이 어긋난 계획입니다. 쓸데없는 노력이라고까지는 못해도, 체지방을 줄이는 효과는 거의 없다와 전혀 없다 중 하나입니다. 이런 다이어트는 수차례 계속해도 평생 살이 빠질 수가 없습니다.

"이럴 수가, 근력운동으로는 살이 안 빠진다는 소린가요?"
"유산소운동에는 살 빠지는 효과가 없다고?"
"숍에서 관리 받는데 살이 안 빠진다니 믿을 수 없어."

머릿속이 물음표로 가득하겠지만, 이러한 노력을 꾸준히 한다고 해도 살이 빠지지 않는 것은 과학적이고 논리적인 근거가 있는 사실입니다. 살이 빠지지 않는 이유를 지금부터 차근차근 살펴보겠습니다.

'이 방법이면 살이 빠진다'고 믿고 열심히 노력했는데, 노력에 대한 보상도 받지 못하고 기대한 결과를 얻지도 못한 것은 매우 안타까운 노릇입니다. 하지만 그것은 단순히 다이어트 방법 선택의 문제라기보다 다이어트에 대한 사고방식 자체를 다시 고려해봐야 할 문제입니다. 즉 지금껏 다이어트를 시도하는 방식이 논리적이지 않았기 때문에 노력이 성과로 이어지지 않는 잘못된 방향으로 나아간 것입니다.

그러니 우선은 다이어트에 대한 사고방식을 논리적으로 바로잡고, 그 후에 다시 시작해야 합니다. 그렇게 하면 다이어트를 향한 노력도 올바른 성과로 보답 받게 됩니다.

지금까지 했던 다이어트, 어디가 어떻게 잘못되었을까?

지금까지 각종 다이어트에 도전했다가 좌절하거나 실패한 수많은 사람들에게 묻겠습니다. 대체 자신의 다이어트가 왜 성공하지 못했는지 그 이유를 알고 있나요? '실패는 성공의 어머니'라고 하는데 어떤 점이 문제인지 원인을 알고 반성하며 연구와 개선을 거듭한다면 성공으로 가는 길이 보일 것입니다.

그러니 이제부터 과거에 유행했거나 화제가 되었던 몇몇 다이어트 방식을 논리적인 관점에서 검증해보겠습니다. 지금까지 자신이 잘못된 노력에 얼마나 많은 시간을 소모했는지 깨달은 사람이라면, 검증을 통해 '논리적으로 효율 높은 다이어트를 하는 것'이 얼마나 중요한지도 확연하게 깨닫게 될 것입니다.

검증 전에 '살이 빠진다는 것이 무엇인가'에 대해 확실히 정의해두겠습니다. 살이 빠진다는 것은 체중이 줄어든 것일까요, 아니면 체지방이 빠지는 것일까요? 혹은 몸이 탄탄해지고 몸매가 좋아지는 것일까요?

'그게 그거 아닌가?'라고 생각할 수도 있지만, 이 중 무엇을 표적으로 삼는지에 따라 다이어트에서 해야 할 일이 크게 달라집니다. 논리적인 다이어트를 추구하려면 이 점을 확실하게 해야 합니다.

그래서 이 책에서는 '살이 빠지는 것 = 체지방이 줄어드는 것'

으로 정의하고 설명하고자 합니다. 체지방이 줄어야 살이 빠지기 시작하니 '자신의 목표까지 체지방 줄이기'를 표적으로 하는 것이 가장 적합하겠지요.

과거에 유행했던 다이어트 방법은 대략 세 가지로 대별할 수 있습니다.

첫째, 식사 등 체내에 섭취하는 것을 조절해서 살을 빼려는 방식(식이 다이어트)

둘째, 운동 등으로 에너지 소비를 조절하여 살을 빼려는 방식(운동 다이어트)

셋째, 그 외의 요인을 조절하여 살을 빼려는 방식(기타 요소 다이어트)

이제 이 세 카테고리에 속하는 다이어트 방법을 하나하나 검증해보겠습니다(표 1-1 참조). 특히 그 다이어트 방법이 정말 체지방을 줄일 수 있는지에 초점을 맞추어서 살펴볼 것입니다.

표 1-1 과거 유행했던 주요 다이어트 방법

섭취를 조절하는 다이어트(식이 다이어트)

원푸드 다이어트	사과 다이어트, 곤약 다이어트, 한천 다이어트, 낫토 다이어트, 삶은 달걀 다이어트, 양배추 다이어트, 아침바나나 다이어트 등	영양 편중을 초래하여 몸에 크게 무리가 간다. 요요현상을 피할 수 없다.
식사 순서 다이어트	채소 먼저 먹기	채소를 먹고 나서 시간 간격을 두지 않으면 식사량을 줄이는 효과는 얻을 수 없다.
식단 교체 다이어트	그린스무디, 프로틴 다이어트, 마이크로 다이어트 등	섭취하는 총칼로리양을 줄이지 않는다면 바꾸어 먹는 의미가 없다.
단식 다이어트	단식, 간헐적 단식 등	단식의 원래 목적은 내장 기능 회복. 체중 급감으로 요요현상이 생기는 경우가 많다.
당질 제한 다이어트	탄수화물 배제 다이어트, 당질 제로 다이어트, 키토제닉 다이어트 등	살은 빠지지만 무리는 금물. 당질을 전혀 먹지 않는 것은 바람직하지 않다.
보조제 다이어트	지방 연소 보조제, 지방 흡수 저해 보조제 등	살 빠지는 차나 보조제를 '면죄부'로 여겨 평소보다 더 먹는 사람도 많다.

에너지 소비를 조절하는 다이어트(운동 다이어트)

헬스장 운동 다이어트	스포츠짐, 피트니스 클럽	주 1~2회의 운동으로는 살 빠지는 효과를 보기 어렵다.
초단기 관리 다이어트	단기 집중형 다이어트 센터	근력운동이 아니라 엄격한 식이 제한으로 인해 살이 빠진다. 관리를 받지 않으면 되돌아가기 일쑤이다.
과격한 운동 다이어트	빌리의 부트캠프[1], 더 트레이시 메소드[2], 질리언 마이클[3], 코어리듬[4], 카비댄스[5] 등	격한 유산소운동을 매일 계속하기는 어려우며, 주 1회 정도로는 살이 잘 빠지지 않는다.
홈트 운동 다이어트	가정용 러닝머신, 진동 운동기구, 밸런스볼 등	집에서 꾸준히 운동하는 사람은 거의 없다.
자세 교정형 다이어트	철봉 매달리기, 자세 교정, 골반 체조, 골반 베개, 스트레칭, 요가 등	자세 개선과 지방 감소는 관계가 없다. 자세가 바르게 보여도 살이 빠진 것은 아니다.

1 격투기 동작을 응용한 고강도 홈트레이닝 프로그램
2 체형 교정을 강조하는 저강도 반복 중심의 피트니스 루틴
3 미국 유명 트레이너가 개발한 고강도 인터벌 트레이닝
4 라틴 댄스를 활용한 유산소 중심 댄스 운동
5 에어로빅 스타일의 리듬 댄스 운동

기타 요소를 조절하는 다이어트

기록 다이어트	먹은 음식과 체중 기록	체중계 숫자에 연연하는 등 초조해져 극단적인 다이어트를 시도하기 십상이다.
기기 의존형 다이어트	주파 운동 기기, 진동자극 운동 기기	근육을 만드는 효과는 있지만 지방을 줄이는 효과는 기대할 수 없다.
에스테틱·마사지 다이어트	림프 마사지, 림프 드레나지, 얼굴 축소 마사지 등	살이 빠진 느낌이 들지만 실상은 부기가 빠졌을 뿐이며, 금세 원상복귀 한다.
변비 해소 다이어트	숙변 해소 다이어트, 장 활동 다이어트, 변비 치료제 등	변비가 해소되더라도 지방이 줄어드는 것과는 전혀 관계가 없다.
땀 배출 다이어트	입욕 다이어트, 사우나, 사우나 슈트, 랩 감기 등	땀은 체내의 수분이 나오는 것뿐이다. 지방과는 관계가 없다.

섭취를 조절하는 다이어트(식이 다이어트)

원푸드 다이어트 : 사과 다이어트, 곤약 다이어트 등

요즘은 한 가지 음식만 먹는 원푸드 다이어트로 살을 빼려는 사람이 많지 않겠지만, 이 계통의 다이어트는 수십 년 전부터 지금까지 수많은 방법이 생겼다가 사라지며 이어져 왔습니다. 사과 다이어트, 곤약 다이어트, 한천 다이어트, 낫토 다이어트, 삶은 달귤 다이어트, 양배추 다이어트, 아침바나나 다이어트, 자몽 다이어트……. 정말 셀 수 없이 많습니다.

원푸드 다이어트의 기본 원리는 '칼로리가 낮아서 포만감이 오래가는 특정 식품을 많이 섭취하여 만복감을 얻음으로써 전체 섭취 칼로리를 낮춘다'는 것입니다. 한마디로 '이걸 많이 먹으면 배가 불러서 다른 건 먹을 수 없다'는 작전입니다.

이 방식의 문제점은 무엇일까요? 어떤 특정 식품을 이용해서 살을 빼려고 생각하는 사고방식 자체가 잘못입니다. 특정한 식품에 의존하면 분명히 영양이 편중되고 몸에 상당한 무리가 갑니다. 육체적인 면뿐 아니라 심리적인 면에서도 큰 스트레스가 되어 설령 일시적으로 살이 빠진다 해도 틀림없이 도로 살이 찝니다.

게다가 이런 다이어트를 시도하는 유형에는 멋대로 해석해 실천하는 사람이 적지 않습니다. 예를 들어 사과 다이어트라면, 사과를 많이 먹는 한편 다른 음식을 제한 없이 먹기도 합니다. 그래서는 '사과로 배를 채운다'는 본래의 목적을 달성하지 못하고 평소 식생활에 사과의 칼로리가 추가될 뿐입니다. 사과에는 과당이 많이 함유되어 있어서 전보다 더 살이 찔 수도 있습니다.

한 가지 식품에만 의존하고 다른 것을 참는 방식의 다이어트는 전부 잘못된 것입니다. 인간의 몸은 그런 인내를 오랜 기간 견딜 수 없기 때문입니다. 그럼에도 억지로 견디며 장기간 지속한다면 그만큼 큰 반동이 나타나 몸과 마음에 불균형을 일으킬 것이 분명합니다. 그러니 원푸드 다이어트는 시도하지 않는 편이 좋습니다.

식사 순서 다이어트

최근 '채소 먼저 먹기'가 유행하면서 '채소부터 먼저 먹으면 살이 빠진다'고 생각하는 사람이 많습니다. 이 다이어트의 기본 원리는 '채소를 먼저 먹으면 식이섬유가 당질 흡수를 막아 혈당 상승이 완만해지고, 식이섬유가 위 속에서 팽창하기 때문에 과식을 막아주게 된다'는 것입니다.

그런데 먹은 채소가 위에서 팽창하는 데는 시간이 걸립니다. 채소를 먹고 30분 정도 지나 고기나 밥을 먹는다면 위에서 식이섬유가 팽창해 배부른 느낌이 드니 총 식사 섭취량을 줄이는 데 도움이 됩니다. 하지만 실제로 그렇게 먹고 있는 사람은 거의 없다는 게 문제입니다.

시간 간격을 두는 과정은 건너뛴 채 '채소 → 고기 → 밥' 순서로 잔뜩 먹으면 금세 위 속에서 전부 섞여버리니 한꺼번에 먹는 것과 다르지 않습니다. 채소 섭취 후에 시간을 두지 않는 한 먹는 순서를 살짝 바꾸는 정도로 살이 빠지는 효과를 기대하기는 어렵습니다.

식단 교체 다이어트 : 그린스무디, 프로틴 다이어트 등

식단 교체 다이어트란 칼로리가 과다했던 식사를 칼로리가 낮으면서 영양도 고려한 식사로 바꾸는 다이어트입니다. 예를 들면 평소 점심에 덮밥을 먹던 사람이 그린스무디만 먹는 것으로 바꾸는 방식입니다. 최근에는 치환하는 음식으로 단백질을 활용하는 사람도 늘고 있습니다.

과식하기 쉬운 식사를 이렇게 바꾸어 먹으면 섭취하는 칼로리 총량을 줄일 수 있습니다. 그런데 종종 열정이 과도해 하루 식사의 대부분을 바꿔버리는 사람도 있습니다. 하루 세 끼 단백질만 섭취하는 극단적인 식생활을 한다면 원푸드 다이어트와 다를 바 없고 영양 편중도 염려됩니다.

또, 원푸드 다이어트와 마찬가지로 평소 식사는 그대로 하면서 단백질이나 그린스무디를 추가하여 칼로리만 높일 뿐인 사람도 있습니다. 식단 교체 다이어트는 어디까지나 섭취하는 총칼로리양을 평소보다 줄이기 위한 것이니 목적을 혼동하지 말고 현명하게 활용해야 합니다.

단식 다이어트 :   단식, 간헐적 단식

일정한 시간 동안 고형물을 섭취하지 않는 단식은 살을 빼기 위한 것이 아닙니다. 본래의 목적은 내장을 쉬게 하여 기능을 회복시키는 것입니다. 그러므로 원래 체지방 감소가 목적은 아니라는 점을 우선 알아두어야 합니다.

물론 먹지 않으면 살이 빠집니다. 단식원 같은 곳에서는 효소 드링크 따위를 마시면서 상당한 기간에 걸쳐 식사를 끊고 한꺼번에 체중을 줄인 후 회복식을 섭취하며 천천히 원래의 식사로 돌아가는 방법을 시도하기도 합니다.

단식을 하면 체중이 상당히 급격하게 줄어들기 때문에 몸에 크게 무리가 가고, 단식 후에 심한 요요현상이 나타나는 경우가 많습니다. 또, 식사를 하지 않으면 지방보다 근육이 먼저 빠져서 활동하기 힘들어지거나 신체기능이 저하되기도 합니다.

요컨대, 극단적으로 먹지 않는 다이어트는 모두 잘못되었습니다. 살을 빼겠다고 악착같이 단식을 했는데 결국 요요현상으로 이전보다 살이 찌거나 심신이 망가지는 사태가 벌어질 수 있습니다. 설령 내장을 쉬게 하여 건강을 되찾겠다는 목적으로 단식을 하는 경우라 하더라도 관리자의 감독 아래 철저히 영양을 관리하며 진행해야 합니다.

당질 제한 다이어트 :
탄수화물 배제 다이어트, 당질 제로 다이어트, 키토제닉 다이어트 등

당질 제한형 다이어트는 말 그대로입니다. 밥, 빵, 면, 과자, 과일, 주스 같은 당질 섭취를 제한함으로써 얻을 수 있는 이득은 여러 가지입니다. 혈당 상승을 억제하고, 당뇨병과 지방간을 예방하는 효과까지 있습니다. 다이어트 관점에서 가장 매력적인 점은 역시 '당질 섭취를 제한하면 확실하게 살이 빠진다'는 점입니다.

평소 당질을 과도하게 섭취하면 여분의 당이 지방으로 변환되어 계속 저장됩니다. 그런데 당질 섭취를 줄이면 '당질이 남아돈다 → 지방으로 변환된다 → 지방이 축적된다'는 흐름이 멈추고 그 대신 매일 하는 운동이나 일상적 활동에 당질과 지방 같은 체

내에 저장된 에너지가 쓰이게 됩니다. 살이 빠지는 흐름이 만들어지는 것입니다.

당질을 극단적으로 줄인 생활을 계속하면 결국 몸을 움직이는 에너지원으로 포도당이 아닌 지방이 쓰입니다. 즉 몸이 지방을 사용해서 가동하도록 적응하여 체지방이 효율적으로 소비되는 것입니다. 이것이 키토제닉 다이어트라는 방법입니다. 키토제닉 다이어트에서는 당질 섭취는 하루 50g으로까지 줄이되 당질 이외의 지방이나 단백질은 충분히 섭취해도 됩니다.

주의할 점은 당질 섭취를 전혀 하지 않는 방식은 피해야 한다는 것입니다. 어떤 다이어트든 무언가를 아예 빼버리는 극단적인 방향으로 치닫는 것은 좋을 게 없습니다. 당질 제로도 탄수화물 배제도 무척이나 많이 참고 인내해야 하므로 스트레스가 많다 보니 너무 힘들어서 도저히 계속할 수 없다고 포기하는 사람도 많습니다.

게다가 당질을 극단적으로 줄이면 근육이 지나치게 빠지기 쉬워진다는 단점도 있습니다. 특히 순간적으로 강한 힘을 내기가 어려운 몸이 될 경향이 높으니, 만약 그런 다이어트를 한다면 필수적으로 근력운동을 병행하여 근육량을 유지해야 합니다.

당질은 우리 뇌와 몸을 움직이는 에너지원이며, 과거부터 생명활동의 원동력으로서 인류를 지탱해왔습니다. 당질을 아예 배제했을 때 몇 년, 몇십 년이 지난 후 우리 몸에 어떤 영향을 미칠지는 아직 충분히 검증되지 않았고, 우리 아이들이나 손자 세대에

어떤 영향을 미칠지도 알 수 없습니다.

이러한 이유로 '완전 당질 제로' 다이어트에는 반대합니다. 체지방을 줄이는 효과가 아무리 높다 해도 당질 섭취를 조금 줄이는 정도로 그쳐야 합니다. 주위를 살펴보면 밥이나 빵, 과자 따위의 당질을 평범하게 섭취하면서도 날씬한 사람이 많이 있습니다. 눈에 불을 켜고 당질을 일일이 제외시키는 것보다 그런 사람들의 생활 습관을 보고 배우며 당질과 사이좋게 지내는 편이 다이어트에 적합하지 않을까요?

보조제 다이어트 : 지방 연소 보조제, 지방 흡수 저해 보조제 등

'지방 흡수를 방해한다'
'지방 연소를 높이는 성분 함유'
'에너지 소비를 높이는 ○○성분 배합'

마트나 편의점, 약국에 가보면 이런 기능을 내세운 차나 보조제가 수도 없이 팔려나갑니다. 제조사 홈페이지의 설명을 보면 확실히 지방 흡수를 억제한다거나 지방 소비를 촉진하는 효과가 있을 것 같기도 합니다.

하지만 그런 차나 보조제를 먹는다고 해서 살이 빠지지는 않습니다. 가장 흔히 저지르는 잘못은 이런 보조제를 먹고 있으니 안심이라고 생각해서 오히려 음식을 더 먹는 것입니다. 한번은 함께 식사하던 친구가 곱빼기를 추가해 먹고 나서 '살 빼려면 이걸 먹어야 한다'며 식후에 보조제를 먹는 모습을 보고 어이가 없었습니다. 아무리 차나 보조제를 먹더라도 칼로리를 과다 섭취하면 아무 소용이 없습니다.

이처럼 차나 보조제를 면죄부처럼 여겨 '보조제를 먹고 있으니 더 먹어도 된다'는 식으로 이용하는 사람이 제법 많습니다. 찔린다면 다음 문장을 마음에 새기십시오.

'사람은 섭취한 칼로리보다 소비한 칼로리가 많지 않으면 살이 빠지지 않는다!'

또 알아두어야 할 것은 이러한 제품들 중에는 다이어트 효과에 의문이 드는 상품도 많다는 점입니다. 광고에는 '다이어트 효과가 과학적으로 입증되었습니다!'라고 적혀 있더라도 실제로는 '수영장에서 물 한 잔 퍼낸 정도' 효과를 보였을 뿐인데, 그 실험 결과를 근거로 과학적으로 증명되었다고 광고하는 경우도 적지 않습니다.

다이어트에 차나 보조제를 이용하는 것을 딱히 부정적으로 보지는 않지만, 이러한 사정을 인지하고 현명하게 이용할 필요가 있습니다.

에너지 소비를 조절하는 다이어트 (운동 다이어트)

헬스장 운동 다이어트

"저는 일주일에 두 번 피트니스 클럽에 다니면서 운동을 하고 있어요. 근력운동에 에어로빅까지 하는데, 전혀 살이 안 빠져요."

최근 이렇게 호소하는 사람이 많아졌습니다. "나도 그래! 열심히 헬스장에 다니는데 왜 살이 안 빠질까?"라며 공감하고 있나요?

살이 빠지지 않는 이유는 기대보다 칼로리 소비량이 적기 때문입니다. 주 1~2회 헬스장에 다니며 땀을 흘리는 정도로는 소비되는 칼로리가 크지 않습니다. 헬스장에서 1시간 동안 에어로빅을 해도 소비되는 칼로리는 겨우 500kcal에 불과하고, 주 2회면 1000kcal입니다. 일주일은 7일이므로 이것을 7로 나누면 하루에 약 140kcal 정도가 소비되는 것이지요. 캔커피 하나 마시면 끝입니다.

만약 헬스장에 다니는 시간을 제외하고는 일주일 동안 거의 활동이 없는 생활을 하고 있다면 이 칼로리 소비량만으로는 너무나 부족합니다. 칼로리 수지를 마이너스로 만들기에는 한참 먼 상황입니다. 이대로라면 몇 년 동안 헬스장을 다닌다 해도 살은 빠지지 않습니다.

헬스장에 다니며 땀을 흘리면 소위 '운동 했다'는 느낌도 가질 수 있고, 헬스장에 다니는 자신이 흡족해 자기도취감에 긍정적인 기운을 얻을 수도 있지만 정작 살 빠지는 효과는 미미합니다. 물론 주 2회라도 몸을 움직인다면 그만큼 체력이 붙을 테니 전혀 무용한 일은 아닙니다. 다만 다이어트가 목적이라면 '주말의 헬스장 운동'

이나 '주 1~2회 정도의 헬스장 운동'에 큰 기대를 하지 않는 편이 좋습니다.

초단기 관리 다이어트

'체지방 많은 통통한 몸이 근육질의 탄탄한 몸으로 대변신!'
'2개월이면 살이 빠집니다!'

이렇게 외치는 헬스장이 곳곳에서 성업 중이고, 광고는 넘쳐납니다.

"그래, 근력운동을 하면 그렇게 살이 빠지고 멋지게 변할거야!"

이렇게 말하는 사람도 많겠지요.

하지만 사실은 근력운동으로 살이 빠지는 것이 아닙니다. '안타까운 다이어트' 체크리스트에도 있듯 근력운동으로는 지방이 연소되지 않습니다. 근력운동에는 근육을 단련하는 효과가 있지만 체지방을 줄이는 효과는 거의 없기 때문입니다.

그러면 광고에 나오는 사람들은 어떻게 그렇게 날씬해진 것일까요? 그것은 엄격하게 식사 관리를 했기 때문입니다. 살이 빠진 원인은 근력운동이 아니라 식사량을 줄인 데서 찾아야 합니다.

일례로 어느 유명 다이어트 센터는 식사 관리를 철저하게 하는 것으로 정평이 나 있는데, 하루 세 끼 무엇을 얼마나 먹는지 트레이너에게 사진을 보내 보고해야만 하는 시스템으로 운영됩니다. 물론 일일 칼로리 섭취량도 엄격하게 관리하여 상당히 낮은 칼로리만 섭취하도록 제한합니다.

그렇게 식사량을 줄이고 칼로리 섭취량을 줄였으니 2~3개월이면 살이 빠지는 것이 당연합니다. 한편 식이 제한만으로 급격하게 살이 빠지면 근육은 빠지고 건강은 해칠 우려가 있으니 트레이너의 지도에 따라 착실하게 근력운동을 해서 근육량은 유지하는 시스템입니다.

이 시스템의 문제점은 관리 기간 동안 계속 감시받으면서 식이 제한을 해야만 하는 환경이다 보니 스트레스가 쌓이는 일도 많다는 데 있습니다. 그래서 일단 살을 빼더라도 계약 기간이 종료되어 트레이너의 관리에서 벗어나면 먹고 싶은 충동을 억제하지 못하고 단기간에 도로 살이 찌는 사람이 많습니다.

물론 근력운동을 통해 '해냈다는 느낌'을 얻을 수도 있고, 때마다 트레이너가 체크도 해주고, 힘내라고 격려도 해주니 이런 관리시스템이 맞는 사람도 있겠지요. 분명 살이 빠질 수 있으니 그 점에서는 좋지만, 먼저 어떤 시스템인지 충분히 이해한 후 도전하기를 권합니다.

과격한 운동 다이어트 :
빌리의 부트캠프, 더 트레이시 메소드, 질리언 마이클 등 다이어트 비디오 운동

시작하는 글에서 걷기운동 할 때의 칼로리 소비량에 대해 말했듯이 유산소운동의 살 빠지는 효과도 기대만큼 크지 않습니다. 다만 칼로리 소비가 대단히 많은 유산소운동을 매일 계속한다면 이야기가 달라집니다. 체지방 소비가 촉진되어 살이 빠집니다. 한때 빌리의 부트캠프 같은 과격한 에어로빅 비디오가 유행했습니다. 그렇게 과격한 유산소운동을 매일 한다면 물론 살이 빠집니다.

하지만 그런 운동을 매일 할 수 있냐고 물었을 때 '할 수 있다'고 대답할 수 있는 사람은 그리 많지 않습니다. 주 1회 정도 하는 수준이라면 살이 빠지지 않습니다. 과격한 운동량이라도 주 7일로 나누면 하루당 소비 칼로리는 놀랄 만큼 적어집니다. 심폐기능과 체력은 좋아지겠지만 주 1회로는 도저히 살이 빠지지 않습니다.

빌리의 부트캠프뿐 아니라 더 트레이시 메소드, 질리언 마이클, 코어리듬 같은 에어로빅을 기반으로 한 운동도 똑같습니다. 아무리 효과가 높은 운동법이라도 가끔 하는 것만으로는 살 빠지는 효과가 발휘되지 않습니다. 자신의 경험을 돌이켜봐도 '가끔 하는 운동'으로 살이 빠진 사람은 거의 없을 것입니다. 그것만 봐도 전부 설명이 되지 않나요?

홈트 운동 다이어트 :
가정용 러닝머신, 진동운동기구, 밸런스볼 등

40여 년 전 일본에서는 '가정용 러닝머신'이 유행했습니다. 지금이야 헬스장마다 트레드밀이 설치되어 있지만 당시에는 실내에서 달린다는 자체가 획기적이었습니다. 하지만 막상 집안에 러닝머신을 들여놓아도 꾸준히 달리는 사람은 거의 없지 않던가요?

부자들 중에는 자택 지하실을 트레이닝룸으로 만들어 근력운동용 머신을 여러 대 갖춰 놓은 경우도 많습니다. 하지만 그 트레이닝룸에서 땀을 흘리는 것은 초반 몇 개월뿐이고, 그 후에는 대부분 고가의 머신 전시장이 되어버리고 맙니다. 이처럼 아무리 대단한 운동기구나 머신을 들여놓아도 '집에서 하는 운동'은 꾸준히 하기 어렵습니다. 아까운 노릇이지만 집에 설치된 운동기구는 활용되지 않을 운명을 갖고 있는지도 모릅니다.

비교적 최근의 예를 들자면, 한때 유행한 '밸런스볼'을 지금도 계속 사용하는 사람은 그리 많지 않습니다. 제법 공간을 차지하다 보니 애물단지 취급을 당하기까지 합니다. 덧붙이면 밸런스볼에는 체간 근육을 단련하는 효과가 있지만 살 빠지는 효과는 거의 없습니다. 아무리 몸을 유연하게 움직여도 칼로리 소비에는 별 도움이 되지 않고, 물론 체지방을 줄이는 효과도 없습니다. 이런, 방 구석에서 먼지를 뒤집어쓰는 볼이 더 늘어날지도 모르겠군요.

자세 교정형 다이어트 :
가정용 철봉, 골반 체조, 골반 베개, 스트레칭, 요가 등

50여 년 전에는 가정용 철봉이 크게 유행했습니다. 철봉 바에 매달려서 등을 곧게 펴는 건강기구입니다. 당시에는 집집마다 하나씩 있을 정도로 인기였는데 역시 몇 년 후에는 시들해져 방구석에서 옷걸이 노릇을 하게 된 경우가 수두룩합니다. 물론 철봉에 매달린다고 살이 빠지는 일은 없습니다. 매달려 있어도 칼로리 소비는 거의 없으니까요.

'자세가 바르게 되는 것'과 '살이 빠지는 것'은 관계가 없습니다. 등이 곧게 펴진다거나 골반 위치가 교정되어서 자세가 발라지면 스타일이 좋아졌다고 느낄 수는 있지만, 이것이 살이 빠진 것은 아닙니다. 칼로리가 소비된 것도 아니고, 체지방이 줄어든 것도 아닙니다. 그 점을 이해하면 자세를 교정하거나 골반 체조를 하거나 골반 베개를 사용해도 살이 빠지지 않는다는 사실을 알 수 있을 것입니다.

같은 논리로 스트레칭이나 요가도 살이 빠지는 효과를 기대할 수는 없습니다. 요가는 정신건강 향상, 기능 개선, 스트레스 해소 등의 효과는 크지만 정지하고 있는 시간이 많아서 칼로리 소비는 거의 기대할 수 없습니다. 다만 정신적·육체적인 여유와 평안을 가져다주기 때문에 과식을 방지하는 데는 큰 도움이 됩니다. 실제로 요가를 하는 사람 중에는 칼로리 섭취량이 적어도 만족감을 느끼는 사람이 많습니다. 그런 점에서는 살이 빠지는 데 공헌한다고 할 수 있겠습니다.

기타 요소를 조절하는 다이어트
기록 다이어트

20여 년 전에는 기록 다이어트가 유행했습니다. 매일 먹은 음식과 그날의 체중을 꼼꼼하게 기록하여 자신이 얼마나 먹고 있는지 인식함으로써 다이어트로 이어지는 방법입니다.

칼로리 수치를 가시화하여 확인하는 목적에서 먹은 것을 기록하는 것은 찬성입니다. 하지만 그날의 체중을 단순히 기록할 뿐이라면 찬성하기 어렵습니다. 왜냐하면 '체중'은 비만과 관계가 없는 요소로도 달라질 수 있기 때문에 그 수치에 일희일비하면 무엇이 중요한지 본질을 망각하기 쉬우니까요.

예를 들어 물을 1ℓ 정도 마시면 체중이 1kg 정도 늘어나고, 전날 배변 후에 잰 체중과 오늘 배변 전에 잰 체중은 200g 정도는 쉽게 오차가 생깁니다. 그밖에도 염분이 많은 식사를 하면 체수분이 늘어서 체중이 증가합니다. 이것들은 비만과는 관계가 없는 체중 증가입니다.

이처럼 체중은 하루에 300g 내지 500g 정도는 쉽게 오르락내리락하는 법인데, 매일 체중을 기록하고 있으면 그런 몇백 그램 단위의 체중 변화에 일희일비하게 됩니다. 그러다 좀처럼 긍정적인 결과가 나타나지 않는 날이 계속되면 초조해져서 식이 제한을 더 엄격하게 하려고 극단적인 행동으로 치닫기 십상입니다. 그렇게 되면 스트레스가 쌓여 다이어트에 실패할 가능성도 높아집니다.

그러므로 기록하는 것은 좋지만 결과에 일희일비하는 것은 금물입니다. 해야 할 행동을 하고 있으면 체지방은 틀림없이 줄어들게 됩니다. 그 점을 마음에 새기기 바랍니다.

기기 의존형 다이어트 :
저주파 운동 기기, 진동자극 운동 기기

최근 저주파나 진동으로 근육을 자극하는 운동 기기가 인기입니다. 유명한 스포츠 선수를 기용한 광고도 보입니다.

그런 자극은 근육을 만드는 데 어느 정도는 효과가 있습니다. 기본 원리는 미약한 전류를 흘려보내 근육에 수축명령을 내려 진동시키는 방식인데, 근조직은 그러한 진동자극을 받으면 발달하기 쉬워집니다. 근력운동 습관이 없는 사람, 그중에서도 고령자의 자리보전을 예방하거나 재활운동으로 근육을 만들 때 큰 효과를 발휘할 수 있습니다. 그렇다고 광고에 나오는 스포츠 선수처럼 멋진 근육을 만들기는 어렵습니다. 젊은 사람은 역시 직접 몸을 움직여 근력운동을 하는 편이 더 효과적입니다.

이러한 운동 기기에는 근육을 만드는 효과는 있어도 살 빠지는 효과는 없습니다. 설령 복부에 세로로 근육이 생겼다고 해도 복부 지방이 연소된 것이 아닙니다. 체지방이 줄어든 것이 아니면 '살이 빠졌다'고 할 수는 없습니다. 따라서 이런 기기를 활용할 때는 근육을 단련하는 것이지 체지방을 줄이는 것은 아니라는 점을 인식하고 있어야 합니다.

에스테틱·마사지 다이어트 :
림프마사지, 림프드레나지, 얼굴 축소 마사지 등

"에스테틱에 다니면서 살을 빼야지."
"마사지로 살 빼야지."

이런 생각을 하는 사람이 적지 않지만 에스테틱에서는 살이 빠지지 않습니다.

에스테틱에서 하는 마사지나 드레나지는 부기를 빼는 효과는 있지만 체지방을 줄이지는 못합니다. 림프액이나 조직액 등 체액을 '정체되어 있는 부분'에서 '정체되지 않은 부분'으로 이동·분산시킬 뿐입니다. 물론 칼로리 소비는 없고, 체지방도 전혀 줄어들지 않습니다.

시술을 받은 후에는 부기가 빠지고 다리나 팔뚝, 얼굴 등에서 군살이 빠져 보이지만 효과는 오래 가지 않습니다. 고작해야 2~3일 정도이고, 극단적인 경우 효과 지속 시간이 몇 시간밖에 되지 않아 집에 돌아가면 평소 자신의 팔다리와 얼굴로 돌아오기도 합니다.

피부가 깨끗해지거나 혈행이 좋아지는 효과는 기대해도 좋지만, 다이어트 효과는 기대하지 않는 편이 좋습니다. 피부관리실에서 살이 빠진 듯 보이는 것은 어디까지나 부기에서 수분이 이동했을 뿐이니 그것을 '살이 빠졌다'고 착각하면 안 됩니다.

변비 해소 다이어트 :
숙변 해소 다이어트, 장 활동 다이어트, 센나차 등

변비가 해소되면 살이 빠진다고 생각하는 사람이 많지만 이것도 큰 오해입니다. 물론 체내에 쌓인 변을 몸 밖으로 배출하면 물리적으로 그만큼의 체중은 줄어듭니다. 하지만 그것은 칼로리 소비나 체지방 연소와는 전혀 관계가 없는 일이어서, 살이 빠졌다고 할 수 없습니다.

다만 변비가 해소되면 체내에 쌓여 있던 독소와 노폐물이 디톡스되어 부기가 빠집니다. 몸의 부기가 빠지면 일시적으로는 홀쭉해진 느낌이 들어서 에스테틱의 경우와 마찬가지로 '살이 빠졌다'고 착각하게 됩니다.

애초에 몸 안에 독소나 노폐물이 많으면 몸이 붓습니다. 우리 몸은 독소나 노폐물을 싫어해서 조직액 등 수분량을 늘려 희석하려고 하기 때문에 붓는 것입니다. 이 때문에 디톡스를 하여 독소와 노폐물이 몸 밖으로 빠져나가면 부기가 사라지고 일시적으로 수분이 감소해 체중이 줄어들기도 합니다. 이 체중 감소를 '살이 빠졌다'고 여기는 것이지요.

하지만 변비가 해소되어 일단 체중이 줄어들더라도 다시 변비가 생기거나 수분을 많이 섭취하여 붓게 되면 원상복귀합니다. 따라서 변비를 해소해도 살이 빠지는 것으로 이어지지 않습니다.

땀 배출 다이어트 :
입욕 다이어트, 사우나, 사우나 수트, 랩 감기 등

'땀을 쫙 빼면 살이 빠진다'는 것도 오해입니다. 목욕탕이나 사우나에서 땀을 흠뻑 뺀 후에 체중계에 오르면 확실히 전보다 조금 줄어 있습니다. 하지만 그것은 단순히 몸속 수분이 땀이 되어 몸 밖으로 배출된 것일 뿐 체지방은 전혀 줄어든 게 아닙니다.

그 증거로 목욕탕이나 사우나에서 나온 후 맥주나 음료를 시원하게 마시면 체중이 도로 늘어납니다. 땀을 흘리고 몸의 수분을 줄이는 것만으로 살이 빠지는 일은 없습니다.

그러니 '사우나 수트를 입고 땀을 빼서 살을 빼겠다'는 것도 상당히 안타까운 노력일 뿐입니다. 예전에는 복부나 지방이 신경 쓰이는 부위에 랩을 감고 뛰거나 운동을 하면 그 부위에 땀이 흠뻑 나면서 살이 빠진다고 여기는 사람이 꽤 있었습니다. 하지만 이것도 복부의 수분이 밖으로 나오는 것일 뿐 배의 지방에는 거의 변화가 없습니다. 기본적으로 '땀을 빼는 것'과 '살을 빼는 것'은 별개입니다.

논리적 사고로 '다이어트 리터러시'를 갖추자

지금까지 과거에 유행했던 여러 다이어트 방법을 검증해봤습니다. 이렇게 합리적이고 객관적 시점에서 다시 돌아보면 지금까지의 방법이 어디가 어떻게 잘못되었는지 명확하게 드러납니다. 이제 다음과 같이 말하는 사람이 많아지겠지요.

"계속 어긋난 노력을 하고 있던 걸 알게 됐어요."

"왜 살이 빠지지 않았는지 알겠네요."

'로지컬(logical)'이라는 말을 사전에서 찾아보면 '논리적인', '타당한', '사리에 맞는'이라는 의미라고 나옵니다. 또 '로지컬 씽킹(logical thinking)'은 '대상을 논리적으로 파악하며 체계적으로 정돈하여 사고하는 기술'을 가리키는 것으로, 간단하게 풀리지 않는 문제를 정리하거나 해결하는 데 도움이 되는 방법입니다.

오늘날에는 다이어트와 관련해 터무니없이 많은 정보가 넘쳐나는데 그중에는 '수상쩍은 정보'나 '근거 없는 정보'도 상당수 포함되어 있습니다. 그런 잡다한 정보가 휩쓸고 있기에 어떤 것이 올바른 정보이고 어떤 것이 잘못된 정보인지 스스로 판단해야만 합니다. 이른바 '다이어트 리터러시'라고 할 능력, 다이어트 정보를 올바로 판단하는 능력이 필요합니다.

애초에 로지컬 씽킹은 모호하거나 흑백이 분명하지 않은 것에 휘둘리지 않기 위한 사고법이기도 합니다. 지금까지 좀처럼 살이 빠지지 않던 사람이나 갖가지 다이어트를 시도했지만 실패해온 사람은 어쩌면 '살이 빠질지 아닐지 확실히 알 수 없는 불확실존'의 다이어트 방법에 지나친 기대를 걸고 있었던 것이 아닐까요?

운동으로 하는 다이어트든, 살이 빠진다고 주장하는 식품이나 보조제를 섭취하는 다이어트든 흑인지 백인지 확실하지 않은 불

확실존임에도 '이걸 하면 살이 빠질지도 모른다'는 희망을 품고 달려드는 사람이 적지 않습니다. 이들은 기대감을 안고 시작했지만 금세 어두운 터널에서 출구를 못 찾아 헤매며 이리저리 휘둘리다가 결국 터널 끝에서 좌절과 실패를 맛보고 후회하기 일쑤입니다.

한편 로지컬 씽킹 방식으로 다이어트를 하면 '효과가 모호한 것'이나 '살이 빠질지 아닐지 확실하지 않은 것'에 휘둘릴 일은 없습니다. 앞에서 로지컬 다이어트를 방정식에 비유했는데, 이 방정식을 적용하면 다이어트에서 생기는 갖가지 혼란스러운 문제를 말끔하게 해결할 수 있습니다. 그리고 그 경험을 쌓아올리면 문제해결력이 붙어 다이어트 리터러시도 크게 높아질 것이 분명합니다.

아무 노력도 없이 살이 빠지는 '요술방망이'는 없다

다이어트는 '누구에게나 하기 싫은 일'입니다. 인간은 원래 욕심이 있고, 가능하면 배불리 먹고 싶고, 가능하면 편안하게 있고 싶은 생물입니다. 하지만 다이어트를 하려면 많이 먹지 말고, 꾸준히 운동을 해야 합니다. 달리 말하면 다이어트를 지도하거나 다이어트 방법을 제안하는 쪽에서는 '달갑지 않은 일'을 고객에게 요구해야만 하는 일입니다.

따라서 다이어트 방법을 제공하는 쪽에서는 궁리 끝에 '하기 싫은 일을 힘들게 하지 않아도 되는 편안한 방법'을 고안하게 됩니다. 확대 해석, 이미지 전략, 눈속임, 표현 바꾸기 등등 쓸 수 있는 수단은 무엇이든 써서 '이 방법이면 많이 먹어도 살찌지 않습니다!', '이 방법은 운동을 하지 않아도 살이 빠져요!' 하면서 수단과 방법을 바꾸어 갖가지 편안한 요령을 제공하려고 해왔습니다. 과거에 유행했던 다이어트 방법들에서도 그러한 고심의 흔적이 많이 보입니다.

하지만 기본적으로 어떤 힘든 노력도 없이 편안하게 살이 빠지는 요술방망이는 존재하지 않습니다. 자꾸만 편안한 방법으로 기우는 마음도 이해는 하지만 '역시 편안하게 살을 뺄 수 있는 방법은 없다'는 사실을 분명히 받아들여야 합니다.

더 이상 '쉬워 보이는 다이어트, 결국 도로 살찌는 다이어트'에 쓸데없는 시간과 노력을 쏟아붓지 않기를 바랍니다. 현실을 냉정하게 직시하면 합리성과 효율을 최우선으로 하는 로지컬 다이어트에 시간과 노력을 들이는 쪽이 길게 보아 훨씬 유리하다는 것을 깨닫게 됩니다.

로지컬 다이어트는 결코 아무 노력 없이 편안하게 살이 빠지는 방법이 아닙니다. 식사를 절제해야 한다는 점에서도, 몸을 움직여야 한다는 점에서도 나름대로 노력해야 하는 시스템입니다. 하지만 그것은 오히려 '편안하게 살 빼는 방법은 없다'는 사실을 외면하지 않고 똑바로 직시한다는 증거입니다.

로지컬 다이어트는 사람들이 싫어할 부분이나 힘들 것 같은 부분을 숨기지 않습니다. 괜히 숨기거나 얼버무리려 들면 오히려 먼 길을 돌아가야 한다는 점을 과거에 유행했던 다이어트를 검증하는 과정에서 납득하게 되었으니까요. 그 대신 가능한 한 에너지를 절약하고 부담을 주지 않으면서 결과를 낼 수 있도록 합리성과 효율을 추구합니다. 식사에 대해서도 운동에 대해서도 불필요한 것을 전부 배제하고, 최소한 필요한 것만을 실천하여 최소한의 노력으로 '결과'를 낼 수 있도록 하는 것입니다.

물론, 여기서 말하는 결과란 '건강하게 + 요요현상 없이 살 빼는 것'입니다. 그 점에서 로지컬 다이어트는 그야말로 고도의 다이어트 리터러시를 갖춘 최고의 문제해결 방법이라 하겠습니다. 이 길을 선택하면 더는 헤매는 일도 휘둘릴 일도 없습니다. 안타까운 노력이나 방향이 틀린 노력도 하지 않아도 됩니다. 논리적인 길을 걷게 되면 노력은 반드시 보답 받습니다. 게다가 쓸데없이 먼 길을 돌아가지 않고 원하는 결과로 곧장 직행하여 목적지에 도착할 수 있습니다.

그러니 이제 논리적인 길을 선택하세요.

건강하게 살을 빼고 평생 요요현상 없는 몸을 가지세요.

이 길을 나아가면 자신이 계속 원해온 것을 확실하게 손에 넣을 수 있습니다.

지금까지 힘들게 멀리 돌아오며 고생을 맛보았던 사람들이 이렇게 감탄할 것이 틀림없습니다.

"몰랐어, 이렇게 확실하게 날씬한 몸이 되는 지름길이 있었다니!"

제 2 장

운동은 살 빼는 데 필요하지만
운동으로는 살을 빼지 못한다

눈앞이 환해지는 새로운 운동 상식

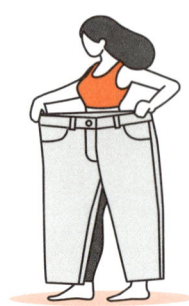

| 다이어트는 식사가 90%

어떤 일에서 쓸데없거나 애매한 부분을 배제하고 '이치에 맞는 것'만을 선택해서 끝까지 추구하면 최종적으로 극히 단순한 결론에 도달하게 됩니다.

그러면 다이어트에서 '어떻게 하면 살이 빠질까?'를 논리적으로 추구했을 때 최종적으로 남는 부분은 무엇일까요? 바로 '들어오는 칼로리와 나가는 칼로리'입니다. 하루 칼로리 섭취량이 칼로리 소비량보다 많으면 살이 찝니다. 하루 칼로리 섭취량보다 칼로리 소비량이 많으면 살이 빠집니다. 결론적으로 '칼로리 수지가 플러스면 살이 찌고 마이너스면 살이 빠진다'는 더없이 단순한 이야기입니다.

그리고 하루 칼로리 수지가 플러스가 될지 마이너스가 될지 열쇠를 쥐고 있는 것이 '식사'와 '운동'입니다.

"뭐야, 결국 식사량을 줄이고 운동량을 늘려서 총칼로리양을 제한하라는 뻔한 소리잖아. 그런 기본적인 이야기는 지겹도록 들었다고요."

이렇게 불평하는 사람도 있겠지요. 그렇게 말한다면 그 말이 맞습니다. 다만 이 '뻔한 소리', '기본적인 이야기'를 논리적으로 끝까지 추구하면 평소 주목하지 않고 넘기던 맹점이 여러 가지 보입니다. 그리고 그런 점에도 빛을 비추어 '들어오고 나가는 칼로리를 어떻게 관리하면 더 합리적으로 살을 뺄 수 있을지'를 찾다 보면 지금까지 보고 들은 다이어트와는 양상이 매우 다른 신선한 논리적 방법이 드러납니다.

그러면 지금까지의 다이어트와 대체 무엇이 다르다는 것일까요?

우선 운동의 역할을 어떻게 자리매김하는지가 크게 다릅니다. 칼로리 소비라는 부분을 논리적으로 따라가면 '운동을 열심히 해도 살이 빠지지 않는다'는 사실에 도달합니다. 근력운동에는 애초에 살이 빠지는 효과가 없으며, 걷기운동 같은 유산소운동은 칼로리 소비량이 너무 적어서 살이 빠질 정도의 효과를 기대하기는 어렵습니다.

운동은 다이어트를 성공시키기 위해 꼭 필요한 요소입니다. 하지만 근력이나 심폐기능을 높여서 일상의 칼로리 소비량을 늘리는 데 필요한 것일 뿐, 운동을 한다는 자체로 다이어트 효과를 얻기는 대단히 어렵습니다. 다이어트에서 운동은 주역을 돋보이게 만드는

'보좌역'에 지나지 않습니다.

그럼 다이어트에서 주역은 무엇일까요? 바로 식사입니다. 살을 빼기 위해서는 매일 먹는 식사 습관을 바로잡아 칼로리 섭취량을 조절하는 것이 절대 조건입니다. 다이어트는 식사가 90%라고 해도 될 정도입니다.

그러면 매일 먹는 식사의 칼로리를 어떻게 조절하면 좋을까요? 여기에는 알아두어야 할 비결이 있습니다. 사실 로지컬 다이어트에서는 '가장 합리적이고 가장 효율이 좋은 칼로리 조절법'을 마련해두었습니다. 이 방법을 이용하면 '목표 체중까지 감량했을 때 필요한 섭취 칼로리'를 계산할 수 있고, 그 칼로리에 뇌와 몸을 적응시킴으로써 무리 없이 건강하게 살을 뺄 수 있습니다. 이것이 지금까지의 다이어트와 크게 다른 점입니다.

물론 요요현상도 없습니다. 로지컬 다이어트는 '두 번 다시 살찌지 않는 몸'을 갖기 위한 방법입니다. 도로 살찌는 일이 없도록 적어도 3개월의 시간을 들여 뇌와 몸을 '희망 체중의 칼로리'에 조금씩 맞춥니다. 그리고 그 적응 작업이 완료될 무렵에는 날씬한 사람의 세계에 속한 새로운 자신으로 다시 태어나게 됩니다.

로지컬 다이어트는 일견 흔해빠진 기본적인 방법처럼 보이겠지만, 그 기본적인 부분을 끝까지 파고들어 만들어낸 '최대한 효율적이고 최대한 합리적으로' 살 뺄 수 있는 시스템입니다. 집중해서 계속 읽다 보면 '흔해빠진 기본적 이야기' 속에 숨어 있는 '황금의 방정식'을 만나게 될 것입니다.

로지컬 다이어트의 4대 장점

로지컬 다이어트가 어떤 것인지 어느 정도 윤곽이 그려지나요? 그러면 이제 로지컬 다이어트의 '다이어트로서의 특징'을 간단하게 정의하겠습니다.

1 건강하게 살을 뺄 수 있다.
2 의학적·과학적 합리성이 있다.
3 도로 살찌지 않는다(일시적 성공이 아니라 살 빠진 상태를 계속 유지할 수 있다).
4 괴롭지 않다(정신적·육체적 고통이나 스트레스를 동반하지 않는다).

세간에 넘쳐나는 다이어트 방법에는 그야말로 터무니없는 것이 많습니다. 그중에서도 몸과 마음을 망가뜨리고 악영향을 미치는 다이어트는 반드시 피해야 합니다. 극단적인 식이 제한으로 근육이 빠진다거나 무작정 참는 다이어트를 하느라 정신적으로 피폐해진 사례도 종종 들려오는데 그런 다이어트는 안 하느니만 못합니다. 그런 점에서 ①의 '건강하게 살을 뺄 수 있다'는 항목은 필수입니다.

②의 '의학적·과학적 합리성이 있다'는 항목도 반드시 체크해야 할 필수 요소입니다. 다이어트 방법 중에는 정말 살이 빠질지 효과가 미심쩍은 것도 많아서 의학적·과학적으로 효과를 확인할 수 있다는 점은 대단히 중요합니다. '살을 뺀다'는 행위는 자칫 극

단으로 치닫기 쉬워서 무리한 시도로 위험한 사태를 초래하는 일도 적지 않습니다. 그 점에서도 이런 다이어트라면 안심해도 되겠다는 의학적·과학적 보증이나 뒷받침이 필요합니다.

③의 '도로 살찌지 않는다'는 항목은 로지컬 다이어트의 가장 매력적인 부분입니다. 일시적으로 살이 빠졌다가도 요요현상이 생기는 다이어트 방법이 많은데, 로지컬 다이어트는 일단 살이 빠지고 나면 그 상태를 계속 유지할 수 있습니다. 일시적인 효과로 끝나지 않고 계속성을 보장하는 것이야말로 진짜 다이어트라고 할 수 있지 않을까요?

나아가 다이어트를 계속하는 데는 ④의 '괴롭지 않다'는 점도 중요합니다. 정신적·육체적인 고통이나 스트레스가 계속되는 다이어트는 100% 지속할 수 없습니다. 그 때문에 '요요현상 없는 계속성'을 자랑하는 로지컬 다이어트에서는 고통과 스트레스를 최소한으로 줄일 수 있도록 충분한 시간을 들여 궁리한 결과와 배려를 응축시켜 두었습니다.

어떤가요? ①~④의 항목은 모두 정석적인 이야기입니다. 하지만 자신이 지금까지 실패해온 다이어트 방법을 돌이켜보면 틀림없이 그중 어딘가가 부족했다는 점을 깨닫게 될 것입니다.

이 4가지 요소는 기본 중의 기본이지만 사소하게 여겨져 왔습니다. 로지컬 다이어트에서는 이런 기본적인 부분을 결코 대충 넘기지 않고 정석에 따라 올바르게 걸어갑니다. 기본을 지키고 이치에 맞는 코스를 당당하게 걷는 '왕도의 다이어트'이기 때문입니다.

지방이 쌓이는 메커니즘

합리적이고 효율적인 다이어트를 진행하려면 체지방이라는 표적이 어떤 상대인지를 알아야 합니다. '왜'를 추구하는 로지컬 다이어트에서는 표적인 체지방의 특징을 알고 '왜 몸에 지방이 붙었다 빠졌다 하는지'를 아는 것이 매우 중요합니다. 그래서 '지방이 쌓이는 메커니즘과 줄어드는 메커니즘'을 간단하게 정리해보겠습니다.

먼저 지방이 쌓이는 메커니즘입니다. 인간에게는 먹을 게 없을 때를 대비한 비축 에너지가 필요합니다. 체내에 축적되는 에너지는 '당질'이나 '지방' 중 하나입니다. 그중 당질은 글리코겐이라는 형태로 간과 근육에 저장되지만 고작 400g 정도밖에 축적되지 않고, 운동이라도 좀 하면 금세 소진됩니다.

반면 지방은 저장에 적합한 에너지입니다. 당질 1g이 4kcal인데 비해 지방은 1g당 9kcal나 되어 대용량 에너지를 뿜어낼 수 있을뿐더러 콤팩트하게 수납할 수 있어 얼마든지 축적할 수 있습니다. 그 때문에 사람의 몸은 조금이라도 남는 에너지가 있으면 계속해서 지방으로 변환시켜 체내에 저장하려고 합니다. 즉, 글리코겐으로서 저장할 수 있는 용량을 초과한 당질이 체내에 들어가면 그것을 지방으로 계속 변환해서 저장하려는 메커니즘이 작동하는 것입니다.

따라서 밥, 빵, 면, 과자, 과일, 주스 같은 당질을 평소 많이 섭취하면 그것들이 지방으로 계속 변환되어 에너지 저장고로 이용됩니다. 이 에너지 저장고는 몸속 어디에나 있는데 간세포에 쌓이면 지방간이 진행되고, 내장 주위에 쌓이면 내장지방이 늘어나며, 배나 허벅지, 엉덩이 등 피부 아래 쌓이면 피하지방이 됩니다. 그리고 이런 지방이 늘어나면 지방을 쌓아 놓은 세포 하나하나가 마치 물풍선이 부풀 듯 팽창하게 됩니다. 이런 지방세포의 팽창이야말로 비만의 정체라고 할 수 있습니다.

지방이 쌓이는 이유는 한마디로 '에너지 섭취량 과다' 때문입니다. 인간이 태고부터 굶주림이나 추위를 견디며 가혹한 환경을 살아낼 수 있었던 것은 바로 지방을 축적하는 에너지 저장시스템이 있었던 덕이라고 해도 과언이 아닙니다. 하지만 먹을거리가 풍족해진 현대에는 이 뛰어난 에너지 저장시스템이 반대로 작용해서 건강적 측면과 미용적 측면에서 갖가지 문제를 초래하게 된 것입니다.

근력운동으로는 살이 빠지지 않는다, 유산소운동도 기대만큼 효과는 없다

이어서 지방이 줄어드는 메커니즘을 살펴보겠습니다. 체지방을 줄이려면 몸속의 에너지 저장고에서 지방을 계속 내보내야 합니다. 지방을 내보내는 작업을 효율적으로 진행하려면 어떤 방법이 좋을까요?

먼저, 창고에 쌓인 지방을 줄이려면 우선 식사를 조절해야 합니다. 더 이상 창고에 에너지가 쌓이지 않도록 하는 것은 물론이고, 칼로리 섭취량을 줄여서 창고 안의 에너지가 점차적으로 사용되어 빠져나가는 상황을 만들어야 하는 것이지요.

칼로리 섭취를 줄이는 것뿐 아니라 칼로리 소비를 늘리는 것도 중요합니다. 칼로리 소비라는 말에 가장 먼저 떠올리는 것이 근력운동이나 걷기운동, 조깅 같은 종류일 것입니다. 그런데 같은 운동이라도 근력운동과 걷기운동에서 사용되는 에너지원은 전혀 다릅니다.

근력운동에서 소비되는 에너지원은 실질적으로는 대부분 당질입니다. 근육과 간에 저장된 글리코겐이나 혈액 속 포도당 등이 소비되고, 지방은 거의 쓰이지 않습니다. 즉, 근력운동을 아무리 열심히 해도 체지방은 줄어들지 않습니다. 오해하는 사람이 꽤 많지만 근력운동은 '체지방을 줄이는 것(=살이 빠지는 것)'으로 이어지지 않습니다.

한편 걷기운동이나 조깅, 에어로빅 등의 유산소운동을 한 경우에는 가장 먼저 당질과 지방의 혼합물이 쓰이고, 그로부터 20분 정도 시간이 지나면 지방이 우선적으로 사용됩니다. 그 때문에 살을 빼려면 유산소운동을 하는 편이 좋다고 생각하는 사람도 많습니다. 그렇지만 유산소운동으로 소비되는 칼로리도 기대하는 양에 비해 훨씬 적습니다.

즉, 근력운동을 열심히 해도 체지방은 줄어들지 않고, 유산소운동을 열심히 해도 기대만큼의 효과를 얻을 수 없습니다. 분명히 말해 운동을 아무리 열심히 해도 한 만큼 살이 빠지지 않는 것입니다.

지방이 빠지는 것과 체형이 개선되는 것은 별개

근력운동으로는 살이 빠지지 않는다는 말에 '불룩한 배를 집어넣으려고 지금껏 복근운동을 열심히 했는데…….' 하며 망연자실하는 사람도 있겠지요. 안타깝지만 아무리 복근운동을 해도 살은 빠지지 않는 게 사실입니다.

일례로 스모선수를 보면 알 수 있습니다. 스모선수들은 모두 뱃살이 두툼합니다. 말할 것도 없이 두꺼운 체지방 때문입니다. 하지만 그 두꺼운 체지방 아래에는 강철처럼 단련된 단단한 복근이 있습니다. 스모선수들은 매일 엄청나게 훈련을 하며 근육을 단련하고, 복근 역시 보통 사람들은 생각하기도 어려울 정도로 단련합니다. 그렇게 복근을 단련하는데도 배의 두꺼운 지방은 전혀 줄어들지 않은 것이죠. 이것이 근력운동으로 복근을 단련한다고 해도 복부 지방이 줄지 않는다는 깅력한 증거입니다.

아다시피 근력운동을 제대로 하면 근육은 두꺼워집니다. 그러면 늘어진 부위나 물렁살이 팽팽해지고 전체적으로 조여져 보입니다. 즉, 체형이 다듬어진다고 할까요. 이처럼 근력운동에는 지방을 줄이는 효과는 없지만 지방으로 처진 상태가 드러나지 않게 만드는 효과는 있습니다. 그러므로 복근운동을 매일 열심히 하면 지방은 줄지 않지만 배가 탱탱해 보이는 경우도 있습니다. 많은 지방을 배에 축적하고 있던 사람이라면 다른 사람들 보기에 살 빠졌다는 착각을 일으킬 수도 있습니다.

다만 이런 '체형 교정 효과'나 '탱탱해 보이는 효과'는 정확하게는 '살이 빠졌다'고 할 수 없습니다. '살이 빠졌다'고 말할 수 있는 것은 어디까지나 체지방이 줄어든 상태입니다. '지방이 줄어서 살이 빠졌다'는 것과 '근육이 발달했다'는 것은 생리학적으로도 전혀 다른 별개의 현상이니 혼동해서는 안 됩니다.

근력운동으로 체형이 날렵하게 개선되었더라도 지방이 줄어들지 않은 이상 '살이 빠졌다'의 범주에 넣을 수는 없습니다.

운동으로는 살이 빠지지 않는다는 결론을 받아들여야 한다

'운동으로 살을 뺀다'는 것은 많은 사람이 갖고 있는 환상입니다. 살을 빼기 위해 운동은 필요 불가결하지만 운동으로는 살이 빠지지 않습니다. 살이 빠질지 아닐지는 90% 이상이 식사로 결정됩니다.

다이어트라는 말에는 원래 '규칙적으로 먹는 것: 식사, 요리'를 의미하고 운동이라는 개념은 전혀 포함되어 있지 않습니다. 옛

날 사람들도 식사가 전부라는 사실을 알고 있었는지 모릅니다.

근력운동 위주의 운동지도를 생업으로 하는 트레이너로서 운동에 다이어트 효과가 있다면 좋았겠다는 생각을 하곤 합니다. 많은 사람들을 기쁘게 해줄 테니까요. 하지만 의학이나 생리학 정보를 종합해서 과학적으로 판단하자면 운동 트레이너 입장에서도 운동으로 살이 빠지기는 어렵다고 말할 수밖에 없습니다.

이렇게 살 빠지는 효과가 없다면 근력운동, 걷기운동, 조깅 등의 운동은 대체 어떤 역할을 하는 걸까요?

기본적으로 운동은 건강을 유지하고 생활습관병을 예방하는 데 다양한 효용을 발휘합니다. 게다가 다이어트에서 자연스러운 결실을 맺기 위해 절대적으로 빼놓을 수 없는 보좌역이 되어줍니다. 운동은 살을 빼기 위한 '기초를 다지는' 것이며, 효율적으로 살을 뺄 밑바탕을 만드는 데 필요 불가결한 것입니다.

효율적으로 살을 빼는 밑바탕을 만들기 위해서는 근력과 심폐 기능을 높여 일상에서 활동량을 늘리고, 니트_{NEAT: 비운동 활동 열 생성}라고 불리는 에너지 소비를 많이 하도록 만들어야 합니다. 즉, 활동량을 끌어올리기 위해서 근력운동이나 유산소운동을 할 필요가 있는데 이에 대해서는 뒤에서 다시 설명하겠습니다.

풀마라톤을 2회 완주해도 체지방은 1kg도 빠지지 않는다

운동으로는 살이 빠지지 않는다는 말을 믿기 힘든 사람도 있을 테니 구체적인 숫자를 들어 검증해보겠습니다.

2개월에 걸쳐 10kg을 뺀 사람이 있다고 해봅시다.

체지방 1kg이 어느 정도 칼로리인지 아시나요? 대략 7000kcal입니다. 체지방 1kg을 빼기 위해서는 7000kcal를 소비해야 한다는 뜻입니다.

그러니 10kg을 빼고 싶으면 7만kcal를 소비해야만 합니다. 2개월 즉 60일 동안 7만kcal를 줄이기 위해서는 60으로 나누어 하루 약 1167kcal의 소비가 필요합니다. 즉 1167kcal분의 운동을 60일간 계속하면 10kg에 상당하는 7만kcal 감량을 달성할 수 있다는 의미지요.

그러면 1167kcal를 소비하려면 어느 정도의 운동량이 필요할까요?

먼저 걷기운동의 경우, 사람에 따라 다르겠지만 30분 걸었을 때 소비되는 칼로리는 대략 120kcal입니다. 1시간 걸으면 그 2배인 240kcal가 되지요. 1시간에 240kcal가 소비된다면 1167kcal를 소비하려면 하루에 5시간 정도 걸어야 합니다.

다음으로 조깅의 경우도 살펴보겠습니다. 조깅 30분이면 대략 250kcal 정도의 칼로리를 소비하니 1시간이면 2배인 500kcal가 소비됩니다. 1167kcal를 소비하려면 하루 2시간을 달려도 부족하다는 뜻입니다.

그런데 매일 5시간씩 걸을 수 있나요? 매일 2시간씩 달릴 수 있습니까?

그렇게 60일 동안 계속할 수 있다면 걷기운동이나 조깅으로 2개월 만에 10kg을 뺄 수 있습니다. 하지만 도저히 달성할 수 없는 목표치입니다. 보통 일상적인 업무나 집안일을 하는 사람이라면 이 정도의 시간과 노력을 운동에 쏟는다는 자체가 비현실적인 계획이겠지요.

2개월 동안 10kg을 뺀다는 것은 인터넷이나 텔레비전, 잡지 등에 범람하는 다이어트 광고에서는 비교적 흔히 볼 수 있는 문구입니다. 하지만 식사량을 줄인다면 몰라도 운동만으로 이 수치를 달성하는 것은 절대 불가능합니다. 운동지도 전문가로서 하는 말이니 신뢰해도 좋습니다.

42.195km의 마라톤을 완주했을 때 소비되는 칼로리는 3000kcal 이하여서 설령 풀마라톤을 두 번 완주하더라도 체지방 1kg분(7000kcal)조차 빠질 수 없습니다. 그러니 30분 정도 걷거나 달리더라도 체지방 소비라는 면에서는 거의 아무 도움도 되지 않는 것이지요.

이 사실을 모른 채 운동만으로 어떻게 해보려고 하면 "아무리 애써도 살이 안 빠져."라거나 "아무리 오래 계속해도 살은 그대로네." 하며 좌절하고 방황하게 됩니다. 그 결과 질려버려서 도중에 다이어트를 포기하는 경우가 많은 것입니다. 그러니 우선은 운동을 해도 기대한 만큼 살이 빠지지 않는다는 사실을 받아들이고 운동에 대해서 지나치게 기대를 걸지 말아야 합니다. 이 점을 확실히 인식하는 것도 논리적으로 다이어트를 하는 데 중요한 한 걸음입니다.

식사의 칼로리를 제한하는 편이 훨씬 합리적이고 쉽다

운동에 의한 칼로리 소비량이 매우 적다는 것을 알게 되었으니, 이어서 칼로리 수지를 마이너스로 만드는 방법에서 '식사와 운동의 비중'을 다시 살펴보겠습니다.

헬스장에 가면 자신이 소비한 칼로리를 음식의 일러스트로 알려주는 트레드밀이 있습니다. 달리는 동안 일정한 칼로리를 소비할 때마다 그 칼로리양에 상당하는 음식 일러스트가 차례로 액정 화면에 나타나는 것입니다.

예를 들면 '팥빙수(25kcal)→ 와인(75kcal)→ 달걀프라이(100kcal)→ 청주(200kcal)→ 애플파이(300kcal)→ 라면(400kcal)' 등이 순서대로 표시됩니다. 이것을 보면서 달리면 운동에 의한 칼로리 소비량이 적다는 것을 통감하게 됩니다. '30분이나 달렸는데 아직 애플파이라니!' 혹은 '이렇게나 뛰고 땀을 흘렸는데 집에 가서 치킨 한 조각에 맥주를 먹으면 바로 칼로리 초과잖아!' 같은 생각을 하면서 달리는 이용자도 있겠지요.

　이 소비 칼로리 표시 시스템의 뛰어난 부분은 운동으로 소비되는 칼로리양이 우리가 생각하는 것보다 훨씬 적고, 식사로 섭취하는 칼로리양이 우리가 생각하는 것보다 훨씬 많다는 점을 실감할 수 있게 해준다는 점입니다. 운동과 식사의 관계성을 제대로 인지하지 못하는 사람이 많은데, 실제로 달리면서 볼 수 있다는 건 무척 유용한 방법이지요. 트레드밀 메이커에서 이 기획을 제안한 사람에게 진심으로 박수를 보냅니다.

　이렇게 운동과 음식의 관계성을 이해하게 되면, 칼로리 초과를 운동으로 상쇄하려는 발상을 하기가 어려워집니다. 좀 많이 먹었다 싶을 때 그 칼로리 초과분을 운동으로 빼려면 아득해질 정도로 운동을 해야 하니까요. 그러니 운동으로 무엇인가를 하려는 발상 자체를 하지 않게 됩니다.

　더 구체적으로 알아보기 위해 '돈까스덮밥'을 예로 들어서 설명해보겠습니다.

　돈까스덮밥은 대개 800~1000kcal 정도로, 상당히 칼로리가 높은 편입니다. 점심 때 1000kcal인 돈까스덮밥을 자주 먹는 사람이 있다고 합시다. 그 사람이 다이어트를 시작했고 점심에 뭘 먹을지 고민하다 다이어트 중이라는 점을 의식해서 '해산물덮밥'을 선택했다고 하지요. 해산물덮밥은 대개 500kcal 정도이니, 돈까스덮밥에서 해산물덮밥으로 바꾸는 것만으로 500kcal나 줄일 수 있었습니다.

그런데 500kcal를 운동으로 줄이려면 운동을 얼마나 해야 할까요? 앞에서 30분 조깅으로 250kcal를 소비한다고 했으니 1시간을 달려야만 합니다.

생각해보세요. 돈까스덮밥을 해산물덮밥으로 바꾸어 500kcal 줄이는 것과 1시간 동안 달려서 줄이는 것, 어느 쪽을 선택하겠습니까? 당연히 먹는 메뉴를 바꾸는 쪽이 간단하지요. 즉, 다이어트로 칼로리를 줄이는 데는 운동을 열심히 하는 것보다 식사를 조절하는 편이 훨씬 쉽고 훨씬 합리적입니다.

이 사람이 돈까스덮밥을 포기하고 대략 350kcal 정도인 '판모밀'를 선택한다면 650kcal나 줄일 수 있습니다. 혹은 돈까스덮밥을 포기하고 오차즈케로 끝낸다고 하면 밥 한 공기는 250kcal이므로 750kcal나 줄이게 됩니다. 물론 매 끼니를 판모밀이나 오차즈케로 때우면 영양면에서 문제가 생기겠지요. 여기서는 단순히 수치의 이야기를 한 것입니다.

이처럼 어떤 메뉴를 선택할지 궁리해서 칼로리를 줄이다 보면 어느새 큰 폭으로 칼로리가 감소하여 칼로리 수지를 마이너스로 만드는 데 도움이 됩니다. 로지컬 다이어트는 칼로리 수지를 마이너스로 바꾸기 위한 '메뉴 선택' 부분을 매우 중시합니다. 무엇을 먹을지 선택하는 방법을 고민하는 것만으로 상당히 합리적이고 효율적으로 칼로리를 줄일 수 있습니다. 이에 대해서는 다음 장에서 상세하게 소개하겠습니다. 여기서는 칼로리 수지를 마이너스로 만들려면 운동으로 칼로리를 소비하는 것보다 식사에서 칼로리 섭취를 줄이는 쪽이 훨씬 합리적이고 효율적이라는 점을 기억해두세요.

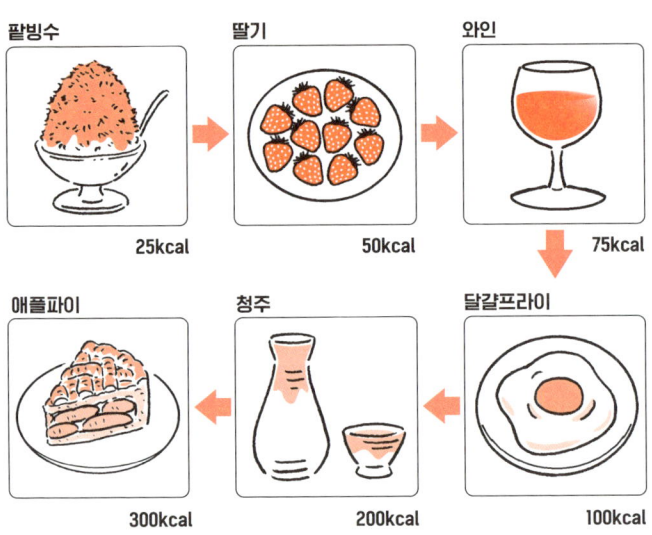

운동으로 소비되는 칼로리는 생각보다 적다

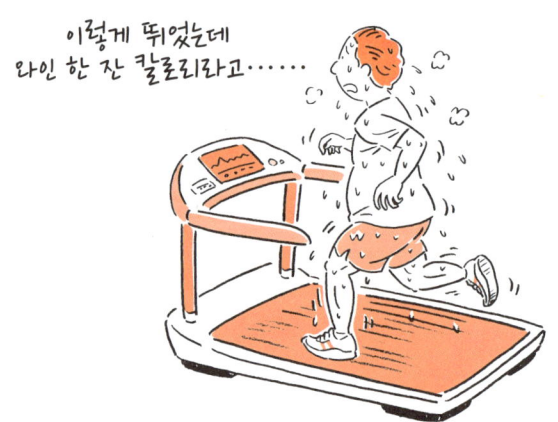

운동으로 살이 빠지지는 않지만
운동을 하면 살이 빠지기 쉬워진다?

지금까지 '운동에서 살 빠지는 효과를 기대하면 안 된다'는 것을 구체적 칼로리 숫자로 확인하였습니다. 그런데 모순되는 점은 합리적이고 효율적으로 살을 빼고 싶으면 '운동'은 절대 빼놓을 수 없다는 것입니다.

대체 무슨 소리인가 싶겠지만, 살을 빼기 위한 '토대'를 만드는 데 운동이 반드시 필요하기 때문입니다. 여기서 '토대'란 몸을 움직이는 것이 전혀 힘들지 않도록 하는 능력, 혹은 매일 몸을 움직여서 왕성하게 활동할 수 있는 능력입니다.

매일의 칼로리 소비를 늘리기 위한 첫 번째 열쇠는 '활동량'입니다. '활동대사량'이라고 바꾸어 말할 수도 있습니다.

활동량이 많은 사람은 무언가 행동을 할 때 몸을 움직이는 것이 전혀 힘들지 않습니다. 눈앞에 계단이 있으면 망설이지 않고 걸어 올라가고, 바닥이 어질러져 있으면 재빨리 움직여서 치웁니다. 무거워 보이는 짐을 운반할 때도 솔선해서 움직이고, 버스를 기다리느니 걷는 편이 빠르겠다 싶으면 주저 없이 걸어갑니다.

이렇게 활동량이 많은 사람은 틀림없이 날씬합니다. 매일의 소소한 칼로리 소비가 많고 에너지를 많이 연소시키는 '토대'가 확실하게 갖추어져 있기에 많이 애쓰지 않아도 살이 빠지는 것입니다.

한편 활동량이 적은 사람은 어떤 행동을 할 때 가능한 한 몸을 움직이지 않는 편한 방법을 택합니다. 계단을 오르기보다는 승강기나 에스컬레이터를 이용하고, 사무실에 휴지가 떨어져 있어도 치우려 하지 않습니다. 무거운 물건은 들 수도 없고, 들고 싶지도 않습니다. 버스가 늦게 와서 지각할 것 같아도 움직이지 않고 무작정 기다리고, 몇백 미터 이동하는 데 택시를 타는 경우도 많습니다.

이처럼 활동량이 적은 사람은 거의 대부분 살이 찝니다. 매일의 활동 레벨이 낮으면 자연히 칼로리 소비량도 적고, 기본 '토대'가 에너지를 조금밖에 사용하지 않도록 형성되어 버리기 때문에 살이 찌기는 쉽고 빠지기는 어려운 것입니다.

결국 핵심은 몸의 토대가 되는 능력, 몸을 움직이는 것을 힘겨워하지 않는 능력, 왕성하고 활발한 활동을 하는 능력이 어느 정도인가입니다. 실제로 최근 운동생리학연구에서는 이런 활동량(활동대사량)의 많고 적음이 다이어트의 성공 여부를 좌우하는 중요한 요소라는 것이 명확해졌습니다.

다만 활동대사량이 아니라 기초대사량이 높아지면 살이 빠진다는 논리는 잘못인데도 그렇게 착각하는 사람이 많으니 주의해야 합니다. 이에 대해서는 나중에 다시 설명하겠습니다.

활동량이 많은 사람과 활동량이 적은 사람

활동량이 많은 사람

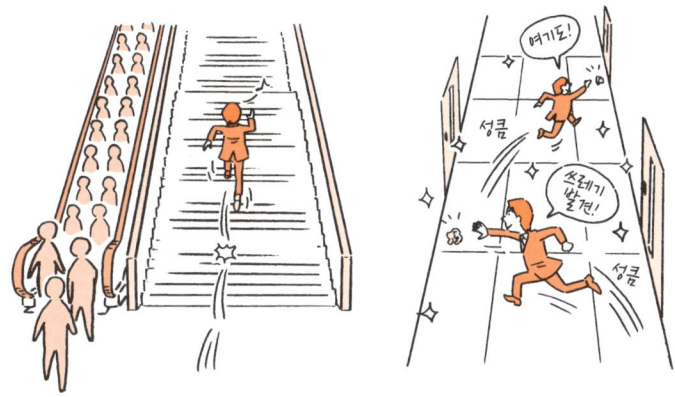

활동량이 적은 사람

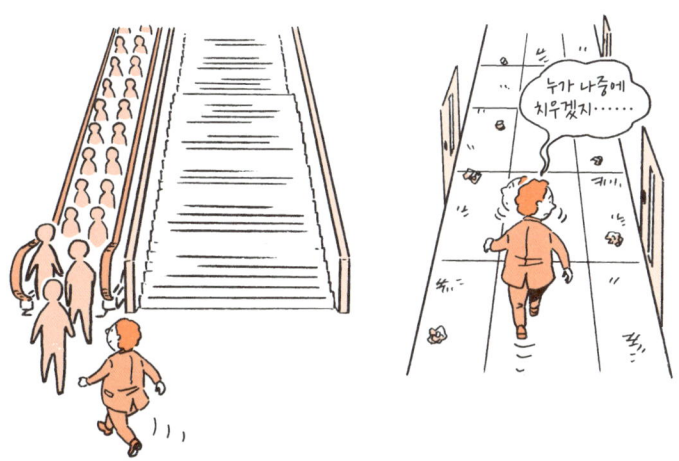

어떤 행동을 할 때 몸을 움직이는 것이 전혀 힘들지 않은 사람,
활동량이 많은 사람은 틀림없이 날씬하다.
한편 몸을 움직이지 않고 넘어갈 수 있는 편한 쪽을 선택하는 사람,
활동량이 적은 사람은 거의 대부분 살이 찐다.

활동량을 끌어올리는 '토대 만들기'

그러면 이 토대를 튼튼하게 만들려면 어떻게 해야 할까요?

이때 등장하는 것이 '운동'입니다.

토대가 되는 활동량을 끌어올리려면 근력과 심폐기능을 높여야 합니다. 근력을 끌어올리는 데는 근력운동을 빼놓을 수 없고, 심폐기능을 높이는 데는 걷기운동이나 조깅 같은 유산소운동이 꼭 필요합니다.

대략적인 흐름을 살펴볼까요. 평소 근력운동과 유산소운동을 모두 하고 있으면 근력이 향상되고 심폐기능도 좋아져서 자연히 일상에서 활동량이 많아집니다. 그러면 칼로리 소비량도 많아져 에너지가 사용되기 쉬운 몸이 됩니다. 거기에 더해 식사 칼로리 섭취를 조절하면 자연스럽게 살이 빠진다는 흐름입니다.

근력운동과 유산소운동이 수행하는 역할을 정리하면 다음과 같습니다.

- 근력운동 : 근력이 향상된다 → 무거운 것을 들거나 계단을 뛰어올라가는 등 부하가 가해지는 행동이 힘들지 않아진다 → 에너지 소비량이 늘어난다
- 유산소운동 : 심폐기능이 좋아진다 → 지구력이 붙어 계속적으로 활동할 수 있게 된다 → 오랜 시간 걷거나 하루 종일 바쁘게 다녀도 피곤하지 않다 → 에너지 소비량이 늘어난다

요컨대 운동을 열심히 하면 활동량이 많아지고 살이 빠질 수 있는 몸의 준비가 갖추어집니다. 근력운동도 유산소운동도 살 빠지기 쉬운 몸이 되기 위한 토대 만들기에 빼놓을 수 없는 요소입니다.

토대를 튼튼히 만들어두면 이후로 대단히 편해집니다. 다이어트에서는 이 토대 만들기, 밑작업이야말로 성공의 열쇠라고 할 수도 있습니다.

스포츠에서도 입시에서도 업무에서도 착실하게 준비를 마친 사람일수록 높은 성과를 발휘하여 성공하기 쉬운 법입니다. 이와 마찬가지로 다이어트에서도 착실하게 준비하여 토대 부분을 마련해두었을 때 더 수월하게 살이 빠지는 결과로 이어질 수 있는 것입니다.

건강하게 살을 뺀 뒤 요요현상 없이 평생 날씬하게 사는 결과를 확실하게 자신의 것으로 만들려면 제대로 밑바탕을 만들어 활동량을 늘려야 합니다. 그런 의미에서 '토대 만들기'야말로 '다이어트에서 운동의 의의'라고 해도 좋겠습니다.

근력운동을 열심히 하면
출력 높은 몸이 될 수 있다

여기서부터는 '살을 빼기 위한 토대 만들기'에서 근력운동과 유산소운동이 우리에게 어떤 효과를 가져오는지 자세히 살펴보겠습니다.

먼저 근력운동입니다. 근력운동으로 살을 뺄 수는 없지만, 근력운동을 하면 '살이 빠지기 쉬운 다이어트 환경'을 만들 수 있습니다. '몸의 엔진'을 크게 만들어 체내의 에너지가 쑥쑥 소비되는 체내환경으로 바꿀 수 있는 것입니다.

원래 근육은 몸에서 칼로리 소비량이 가장 큰 부분입니다. 지속적으로 칼로리를 쓰는 주요 소비처여서 근육량이 많은 사람은 칼로리 소비량이 많고, 근육량이 적은 사람은 칼로리 소비량이 적습니다. 즉, 근육량이 많으면 많을수록 칼로리와 에너지를 많이 사용하여 몸을 움직일 수 있게 됩니다. 근력을 키워 평소부터 칼로리와 에너지를 많이 사용한다면 자연히 활동량이 늘어납니다. 이로써 살이 빠지기 쉬운 환경을 만들 수 있는 것입니다.

근육량을 '연소로'나 '엔진'의 크기에 비유한다면, 근육량이 많은 사람은 큰 연소로나 큰 엔진을 가지고 있어서 많은 연료를 태울 수 있는 것이 됩니다. 근육량이 많으면 근력이 강하다는 점에서도 유리해집니다.

예를 들면 작은 엔진을 가진 배기량 1500cc 차와 큰 엔진을 탑

재한 배기량 3000cc 차는 당연히 만들어내는 힘이 달라집니다. 두 차가 똑같이 가파른 언덕을 올라간다면, 엔진이 작은(근육량이 적은) 차는 출력이 부족하여 언덕 중간에서 헉헉거리며 숨가빠할지도 모릅니다. 한편 엔진이 큰(근육량이 많은) 차는 출력을 뽐내듯 힘차게 언덕을 올라가면서 숨 한번 흐트러지지 않고 편안하겠지요.

매일 근력운동을 열심히 해서 근육량을 유지하거나 늘리면 근력이 붙어서 일상생활에서 큰 출력을 발휘할 수 있습니다. 급경사를 올라가는 것이 전혀 힘들지 않고, 전철역 계단을 뛰어 올라가도 전혀 숨이 차지 않을뿐더러 이불을 올리고 내린다거나 선반 위의 무거운 물건을 내리거나 무거운 화분을 옮길 때처럼 힘을 좀 써야 하는 작업도 편안하게 해치울 수 있습니다.

이렇게 매일의 활동량이 많아지면 점점 더 칼로리와 에너지가 소비되기 쉬워져 살 빠지기에 적합한 몸이 되어갑니다. 즉, 근력운동을 해서 근육량을 늘리고 엔진을 크게 만들면 '살 빠지기 쉬운 환경'을 만들 수 있는 것입니다.

다만, 근육이 발달하면 기초대사량이 높아져서 살이 빠진다고 생각하는 사람이 대단히 많은데, 그렇지는 않습니다. 발달한 근육을 가지고 있더라도 하루 종일 가만히 있으면 칼로리는 소비되지 않습니다. 아무리 엔진이 큰 차라도 달리지 않으면 연료는 $1\,ml$도 소비되지 않는 것과 마찬가지입니다. 근육이 발달하면 움직이는 게 힘들지 않기 때문에 활동량이 많아지고 그에 따라 살이 빠진다는 점을 기억해두세요.

근력운동 없이 식사량만 줄이면 근육이 감소하는 이유

세상에는 '근력운동'이라는 말만 들어도 거부반응을 보이는 사람도 적지 않습니다. 특히 운동경험이 별로 없는 사람은 근력운동이라고 하면 반사적으로 '힘들다, 괴롭다, 나는 못 한다' 같은 말부터 튀어나옵니다.

하지만 그렇게 어려운 근력운동은 필요하지 않습니다. 로지컬 다이어트에서 추천하는 것은 스쿼트이나 복근운동처럼 익숙한 메뉴이고, 초등학생이라도 해낼 수 있는 수준이므로 전혀 걱정할 필요가 없습니다. 근력운동을 하는 게 아무리 싫더라도 건강하게 살을 빼려면 근육을 만드는 운동 메뉴는 절대 빼놓을 수 없습니다. 이제 마음을 정하고 근력운동을 하는 것은 피할 수 없는 길이라고 생각해야 합니다.

이렇게까지 강조하는 이유는 근력운동을 하지 않은 채 식이제한을 하면 곧바로 근육이 빠지기 때문입니다. 아다시피 식사량을 줄이는 무리한 다이어트는 결과적으로 성공하지 못합니다. 식이 제한만으로 다이어트를 하면 처음에는 신나게 체중이 줄어들겠지만 어느새 체중계 바늘이 움직이지 않게 됩니다. 그 이유는 지방뿐 아니라 근육이 빠졌기 때문입니다. 식사를 통해 충분한 영양이 공급되지 않으면 근육은 금세 감소합니다.

원래 근육이라는 조직을 유지하려면 많은 에너지가 필요하기에 식사를 통해 투입되는 에너지가 적어지면 몸은 에너지가 가장 많이 소모되는 부분을 먼저 분해해서 배제하려고 합니다. 즉 근육 조직이 분해되어 근육이 점점 감소하는 것입니다. 이렇게 해서 근육이 가늘어지면 몸의 에너지를 연소하는 엔진이 작아집니다. 근육이라는 엔진이 축소되면 체내 에너지를 연소하는 힘도 저하되고, 일상생활의 활동량도 적어져 에너지 소비량이 전반적으로 떨어집니다. 그래서 더는 체중이 줄지 않게 되는 것입니다.

살이 빠지기는 힘들고 찌기는 쉬운 몸은 이렇게 만들어진다

인간에게는 근육 감소를 본능적으로 '생명활동 존속의 위기'라고 느끼는 면이 있습니다. 그래서 근육량이 줄기 시작하면 위기에서 벗어나기 위해 먹으라는 몸의 목소리가 커집니다. 대부분의 사람은 이런 본능적인 목소리를 거역할 수 없습니다. 그래서 먹지 않는데도 체중이 안 빠진다는 스트레스가 한계에 다다랐을 때 한꺼번에 폭식을 하고 말아 체중이 도로 늘어납니다.

이렇게 체중이 다시 늘면 문제가 커집니다. 이미 근육량 저하로 인해 체력도 활동량도 낮아져 있는 상태이기 때문에 다이어트 전보다 살이 빠지기 힘들고 오히려 살이 찌기 쉬운 몸이 됩니다. 말하자면 다이어트 전보다 엔진이 작아진 만큼 에너지를 연소하여 살을 빼는 힘도 축소되는 것입니다.

그러므로 절대 식이 제한만으로 무모한 다이어트를 해서는 안 됩니다. 수차례 식이 제한만으로 다이어트를 하고 그때마다 요요 현상을 일으켰던 사람은 스스로 목을 조르고 있는 것과 다름없습니다.

근육량은 중년 이후부터는 1년에 1% 비율로 줄어들고, 70세가 되면 허벅지 근육량이 20세 때의 절반으로 감소한다고 합니다. 무모한 다이어트로 빠르게 근육량이 줄면 그만큼 빠르게 신체기능이 약해지겠지요. 그로 인해 누워만 지내게 되거나 간병이 필요한 상태가 빠르게 오고 수명이 줄어들지도 모릅니다.

근육량 감소를 결코 가볍게 봐서는 안 됩니다. 식사를 줄여서 근육량을 줄이는 것은 자신의 심신에 치명적이라 할 정도로 큰 손상을 입힌다는 사실을 기억하세요.

그러면 근육량 감소를 방지하기 위해서는 어떻게 하면 좋을까요? 식이 제한과 함께 근육운동을 병행하여 근육량을 유지하거나 늘리는 것이 유일하게 효과가 있는 수단입니다.

로지컬 다이어트의 원형이 된 다이어트 경험

이렇게 말하는 나 자신도 사실 근육량이 줄어들게 만드는 급격한 방식으로 다이어트를 시도한 경험이 있습니다. 20대 후반에서 30대 전반에 걸쳐 '너무 살이 쪘다 → 살이 많이 빠졌다'를 두

차례 경험했습니다. 첫 번째는 상당히 위험하게 살을 뺐고, 두 번째는 다져온 지식을 투입해서 합리적이고 효과적인 방법으로 살을 뺐습니다.

첫 번째는 20대 때였습니다. 학교를 졸업하고 대형 피트니스 센터에서서 근무했는데 당시 아무것도 몰랐던 때라 회사의 방침에 의문을 품었고 업무에서 한계를 느꼈습니다. 그러다가 트레이너 일을 그만두고 지인의 권유로 부동산 관련업으로 전직했습니다. 그렇지만 익숙하지 않은 영업에 고전하며 스트레스가 쌓였고 생활환경은 격변했습니다. 불규칙한 생활을 하면서 칼로리 높은 음식만 먹다 보니 순식간에 허리둘레가 100㎝를 넘었습니다.

그런데 진짜 큰일은 그때부터였습니다. 부동산 영업이 기본급이 없는 완전성과급제로 바뀐 것입니다. 즉, 계약을 못 하면 한 푼도 가져가지 못하는 상황입니다. 당시 나는 영업스킬이 전혀 없었기에 갑자기 수입 제로 상태에 빠졌습니다.

얼마 안 되는 저축이 금세 바닥을 보였고, 어쩔 수 없이 먹을 것도 없는 생활을 하게 되었습니다. 인간이 뭘 먹지 않으면 이렇게까지 살이 빠진다는 것을 온몸으로 통감할 정도였습니다. 전기도 가스도 끊겼습니다. 물은 나왔지만 가스가 끊겼으니 끓여먹지도 못했습니다. 몇주 전까지만 해도 100㎝가 넘었던 허리둘레가 눈에 띄게 가늘어져 벨트를 하지 않으면 바지가 흘러내리는 지경이 되었습니다.

지금 생각하면 상당히 위험한 상태였습니다. 지방뿐 아니라 근육도 빠르게 빠졌고 체력도 기력도 저하되어 기운이 없는 상태였지요. 살은 빠졌지만 건강한 몸이 아니라 뺨이 홀쭉하고 갈비뼈가 드러난 병적으로 마른 몸이었습니다.

결국, 아무래도 이 상태는 너무하다는 판단 아래 부동산회사를 그만두고 다시 트레이너업계로 복귀하여 새롭게 사람의 몸에 대해 자세히 공부했습니다.

다음은 두 번째 경험입니다. 32세부터 33세 때였는데, 트레이너로 되돌아온 뒤 파산에 가까운 상태에서 벗어났고 근육량도 지방량도 회복했습니다.

다만 매 끼니 평범하게 먹을 수 있다는 사실에 대한 안도감에 마음이 느슨해져 어느새 지방량이 늘어 배가 나오고 허리둘레가 85㎝가 되었습니다. 비만이라고 할 정도는 아니었지만 대사증후군에 가까운 수준이라 트레이너로서 부끄러운 체형이었습니다.

어느 날 일을 하던 중 거울에 비친 자신의 모습을 보고, '와, 이거 너무하네!' 싶어 이번에야말로 본래의 나다운 몸을 되찾자는 생각으로 다이어트를 결심했습니다.

다행히 이때는 이미 지식도 노하우도 있어 어떻게 하면 살이 빠지는지 방법을 알기에 자신이 있었습니다. 먼저 '매일 섭취하는 칼로리는 최소한 이 정도로 한다'는 선을 설정한 뒤 '배가 고프면 먹어도 되지만 고프지 않다면 먹지 않는다, 배가 부르면 먹기를 그만둔다, 매일 근력운동을 해서 체력을 끌어올리고 체형을 관리한다'는 규칙을 스스로에게 부과했습니다. 생각해보면 이때 '로지컬 다이어트'의 기초가 만들어진 것입니다.

다이어트는 순조롭게 진행되었습니다. 늘어진 부위의 지방이 줄고 키우고 싶은 부위의 근육이 붙어 3개월 후에는 탄탄한 몸으로 변신할 수 있었습니다.

사실 그런 결과가 나올 것을 처음부터 알고 있었습니다. 시작하기 전부터 '이렇게 하면 이렇게 된다'는 예측이 가능했고, 그 예측대로 다이어트가 진행되었다는 느낌입니다. 자신의 이론이 올바른지를 스스로의 몸으로 하나하나 증명하는 작업이었다고 할 수 있지요.

이 경험 덕분에 나 자신의 근력운동 이론과 다이어트 이론이 틀리지 않았음을 확신할 수 있었고, 이후의 인생을 '사람의 몸에 변화를 일으키는 트레이너'로서 살아가기로 마음먹고 자신감을 가질 수 있었습니다.

지금 돌이켜보면 첫 번째 다이어트 때 먹지 않고 살을 뺐던 것의 무서움을 경험하면서 다이어트의 위험성과 어두운 면을 엿보았기에 두 번째 다이어트에서 정신 바짝 차리고 올바른 길을 걸을 수 있었는지도 모릅니다. 어느 쪽이든 두 경험이 인생에서 커다란 전환점이 된 것은 틀림없습니다.

이처럼 건강을 유지하며 다이어트에 성공하고 싶다면 근력운동은 피할 수 없는 길입니다. 근력운동으로 근육량을 유지할 수 없는 사람은 식이 제한 다이어트를 할 자격이 없습니다. 이 점을 확실하게 마음에 새기기 바랍니다.

유산소운동을 열심히 하면 심폐기능이 향상된다

이제 '살을 빼기 위한 토대 만들기'라는 주제로 되돌아가 유산소운동이 어떤 효과를 가져오는지 살펴보겠습니다.

지금까지 여러 번 말한 것처럼 걷기운동이나 조깅, 에어로빅 같은 유산소운동에는 기대하는 만큼의 다이어트 효과는 없습니다. 지방 연소 효과가 있기는 하지만 그 효과는 아주 미미하니 어쩌다 발생하는 부산물 정도로 생각하는 편이 좋습니다. 지방 연소에 대해서는 처음부터 기대하지 않는 것이 좋습니다.

그럼에도 다이어트를 할 때 유산소운동이 필요한 이유는 뭘까요?

그것은 유산소운동이 심폐기능을 향상시키기 때문입니다. 심폐기능이 향상되는 게 어떤 것일까요? 간단하게 말하면 지구력이 높아진다는 의미입니다.

유산소운동을 하면 심장과 폐의 작용이 강화되고 모세혈관이 발달하여 많은 혈액을 운반하게 됩니다. 그러면 온몸 구석구석까지 산소를 공급할 수 있게 되고 근육에서 산소를 이용해 에너지를 만들어내는 힘이 강해집니다. 이로써 산소를 끌어들이면서 에너지를 생산하여 몸을 움직이는 신체활동을 장시간 할 수 있게 됩니다. 즉, 지구력이 높아지고 장거리를 달리거나 장시간 활동할 수 있게 되는 것입니다.

심폐기능이 향상되면 매일의 활동량도 크게 늘어납니다. 평소 걷거나 달리는 일이 적던 사람은 운동을 조금만 해도 헉헉거리며 숨이 차고, 업무나 작업에서도 남들보다 빨리 지칩니다. 하지만 유산소운동을 자주 하여 심폐기능을 높이면 그런 일이 없어집니다. 장거리를 걷는 것도 힘들지 않게 되고, 장시간 서서 일하더라도 피로하지 않습니다. 발걸음이 가벼워져서 볼일이 있을 때 꾸물거리지 않고 바로 일어선다거나 에스컬레이터가 아니라 계단을 이용한다거나 걸을 수 있는 거리라면 한 정거장 정도 걷는 등 민첩하게 행동하는 것이 자연스러워집니다. 장시간 몸을 움직이고 여기저기 바쁘게 돌아다녀도 전혀 힘들지 않게 됩니다. 이렇게 활발하게 움직이는 나날을 보내면 소비 칼로리도 많아져 살 빠지기 쉬운 토대가 만들어지는 것입니다.

이처럼 다이어트 목적으로 유산소운동을 한다면 '심폐기능을 높인다→ 활동량이 많아진다→ 소비 칼로리가 많아진다→ 살이 빠지기 쉬운 밑바탕이 만들어진다'는 흐름을 타는 것을 첫 번째 목표로 하면 됩니다. 걷기운동이나 조깅을 열심히 하면 지방 연소 효과도 다소 얻을 수 있겠지만 그것은 이런 흐름을 만듦으로써 따라오는 '덤' 같은 것입니다. 어디까지나 첫 번째 목표는 덤이 아니라 '심폐기능을 향상시켜 살 빠지기 쉬운 밑바탕을 만드는 것'이어야 합니다.

최대산소섭취량을 높이기

유산소운동을 심폐기능 향상을 위한 '체력 만드는 트레이닝'으로 자리매김했으면 이제 트레이닝 강도를 높이세요. 느긋하게 산책하기보다는 보통 속도로 걷는 편이 좋고, 보통 속도로 걷는 것보다는 빠르게 걷기가 좋습니다. 물론 빠르게 걷기보다 느린 속도로 뛰는 편이 좋고, 천천히 뛰는 것보다 속도를 높여 뛰는 쪽이 좋다는 것은 말할 것도 없습니다.

익숙해진 산책이나 걷기를 같은 강도로 계속하더라도 심폐기능은 그리 달라지지 않습니다. 심폐기능을 확실히 강화하기 위해서는 의식적으로 심장과 폐에 조금 힘들게 느껴지는 정도의 부하를 주는 것이 좋습니다.

심폐기능을 강화하려면 최대산소섭취량(VO2Max)을 높일 필요가 있습니다. 최대산소섭취량이란 1분 동안 체내에 받아들이는 산소의 최대량을 말하는데, 최대산소섭취량이 많을수록 더 강한 운동을 더 많이 계속할 수 있습니다. 더 빠르게 더 오래 달릴 수 있게 되기 때문에 칼로리 소비량이 증가하는 것입니다.

즉, 최대산소섭취량을 늘리는 것이 가능하면 에너지를 만들어내는 힘이 강해져 활동량을 늘릴 수 있게 되므로 살 빠지기 쉬운 흐름을 만드는 데 크게 도움이 됩니다. 그러기 위해서는 조금 힘든 강도의 운동을 해서 부하를 가해야 좋은 것입니다.

강도가 높은 운동을 하는 게 좋다는 건 알아도 개중에는 "저는 이제 체력이 다해서 못 뛰겠어요."라고 하는 사람도 있습니다. 그런 사람은 산책이나 걷기운동부터 시작해도 좋습니다. 하지만 달릴 수 있을 만큼의 체력이 있다면 산책이나 걷기운동을 선택할 이유가 없습니다. 그런 사람은 조깅이나 러닝부터 시작하는 것이 좋겠지요. 어떤 상태에 있든 자신의 체력에 맞는 강도의 유산소운동부터 시작하여 익숙해지면 서서히 강도를 올리는 자세가 중요합니다.

심박수 135~140을 20분 동안 유지하기

그러면 자신에게 적절한 운동 강도를 알려면 어떻게 해야 할까요?

두 가지 방법이 있습니다. '자신의 감각'에 기대는 방법과 '심박수'에 의지하는 방법입니다.

자신의 감각에 기대어 적절한 운동 강도를 파악하는 경우 '10분 이상 계속할 수 있는 강도'가 첫 번째 기준입니다. 조깅을 한다면 10분 정도 달려본 뒤 '이게 내가 가까스로 해낼 수 있는 정도'라고 여겨지는 속도로 설정하면 됩니다. 3분이나 5분밖에 유지할 수 없는 속도라면 운동 강도가 너무 높은 것입니다. 반대로 10분 동안 계속할 수 있는 수준이라면 20분이나 30분도 계속할 수 있을 것입니다. 10분 동안 달릴 수 있다는 것은 이 강도라면 오랜 시간 달릴 수 있다는 것의 기준이라고 생각해도 좋습니다.

한편 심박수로 적절한 강도를 알아내려면 어떻게 해야 할까요? 이 경우 매번 손목에 손가락을 대고 맥박을 재기는 번거로우니 스마트워치를 활용하는 것도 좋습니다. 지금은 여러 유형의 스마트워치가 있고 저렴한 종류도 있습니다. 손목에 착용하면 걷거나 달리는 와중에도 흘낏 보고 그 순간의 심박수를 확인할 수 있습니다.

개인차는 있지만, 걷기운동을 할 때도 조깅이나 러닝을 할 때도 '심박수 135~140을 20분 동안 유지할 수 있는 운동 강도'가 설정의 기준입니다. 대개 심박수 140이면 '조금 힘든 정도'인데 초보자는 심박수 135부터 시작해도 됩니다.

조깅을 할 때, 처음에 심박수 140 정도로 달려서 7~8분만에 숨이 차올랐다면 심박수를 135로 낮추어 얼마나 달릴 수 있는지 시도합니다. 심박수 135일 때 20분 정도 달릴 수 있다면 그 강도로 조깅을 시작하는 것이 적절합니다.

이런 식으로 '힘든데 조금 낮추어볼까, 아직 더 할 수 있을까, 아직 괜찮으니 좀 더 높여볼까?' 같은 느낌으로 심박수를 확인하면서 적절한 강도를 조절하고, 익숙해지면 조금씩 강도를 올리면 됩니다.

물론 헬스장에서 트레드밀이나 에어로바이크를 이용하는 것도 괜찮습니다. 이런 기기는 운동 중 자신의 심박수를 확인할 수 있는 시스템이 갖추어져 있어서 '오늘은 심박수 140의 유산소운동을 30분 이상 하자!'처럼 목표를 간단하게 설정하여 실천할 수 있습니다. 잘 활용해서 심폐기능 향상에 도움이 되면 좋겠습니다.

운동 부족일수록 'NEAT 만들기'에 힘쓰기

'체력을 키우기 위한 운동'을 할 때는 기본적으로 자신에게 최대한 강도가 높은 운동을 가능한 한 많이 하는 것이 체력과 심폐기능을 높입니다. 하지만 현실적으로 운동 시간을 매일 충분히 낼 수 있는 사람은 적습니다. 업무나 집안일이 바쁘다 보니 운동에 시간을 많이 할애할 수 없고, 헬스장을 다니더라도 간신히 주 1회가 최대인 사람도 많습니다.

그런 사람은 몸을 재빠르게 움직여서 '니트'를 늘리는 게 좋습니다. 니트NEAT: Non-Exercise Activity Thermogenesis란 운동 이외의 신체활동으로 소비되는 에너지를 말합니다. 업무나 가사일 같은 일상생활을 하는 동안 이동하고 계단을 오르내리고 물건을 옮기고 청소를 하는 등 다양한 행동을 할 때 소비되는 에너지를 가리킵니다. 그러니 '니트'를 늘리는 것은 일상의 활동량을 많이 늘린다는 말입니다.

원래 우리가 하루 동안 소비하는 에너지양의 약 60%는 기초대사량이 차지하고, 약 10%는 식사에 의해 발생하는 열생산이 차지합니다. 그리고 나머지 30%가량을 신체활동(운동+운동 이외의 니트)에 의한 소비에너지가 차지하는데, 지금까지 설명한 것처럼 걷기운동이나 스포츠 등 운동에 의한 소비에너지는 매우 적어서 고작 몇 퍼센트에 지나지 않습니다. 즉, 신체활동에 의한 소비에너지의 대부분(25% 이상)을 니트가 차지하는 것입니다.

그러므로 에너지 소비와 관련해서는 큰 비중을 차지하는 니트를 얼마나 늘리는지가 중요한 열쇠가 됩니다. 효율면에서도 '운동을 열심히' 하는 것보다 '일상 활동량을 늘려 니트를 늘리도록 노력'하는 편이 훨씬 높은 에너지 소비량을 만들어냅니다. 그러니 일상 활동량을 끌어올리는 몸을 만들기 위한 '운동'도 필요하지만, 그에 더해 일상 활동량이 늘어나도록 의식적으로 행동을 바꾸는 것도 해야 합니다.

예를 들어 사무직으로 하루 종일 책상 앞에 앉아서 일하던 사람이 어느 날 영업을 하거나 손님을 만나느라 종일 돌아다니는 업무로 전직했다면 갑자기 활동량이 늘어난 그 사람의 니트는 폭발적으로 높아집니다. 백화점에 근무하던 한 여성은 백화점 1층부터 5층까지 계단을 이용해서 하루에 몇 번이나 오르내렸다고 합니다. 따로 운동다운 운동은 하지 않는데도 당연히 날씬한 체형을 유지하고 있었습니다. 그런데 일을 그만두었더니 곧바로 살이 쪘습니다. 그런 점에서도 일상에서 니트의 중요함이 엿보입니다.

이처럼 니트가 높은지 낮은지에는 그 사람이 매일 어떤 환경에서 지내고 있는지가 크게 영향을 미칩니다. 직업상 몸을 많이 움직여야만 하는 환경이라면 니트는 높아집니다. 그렇다고 해서 니트를 높이기 위해 직장을 옮긴다거나 생활환경을 바꿀 수 있는 사람은 흔하지 않습니다. 사무업무 중심이고 활동량이 적은 환경이라면 스스로 궁리해서 니트를 늘려갈 수밖에 없습니다. 화장실에 갈 때 계단을 올라 다른 층 화장실을 이용한다거나 외출할 때 조금 멀리 돌아간다거나 출퇴근 시간에 한 정거장 먼저 내려 걷는 등 매일 어디에서 니트를 발생시킬지 의식하고 있으면 그것만으로도 상당한 소비에너지를 추가할 수 있습니다.

그러니 자신의 생활에서 틈새를 찾아 요령껏 니트를 늘리고 매일의 활동량을 늘려보세요. 특히 좀처럼 운동할 시간을 내기 힘든 사람이나 일과 중 앉아 있는 시간이 긴 사람은 의식적으로 니트 만들기에 노력해야 합니다.

운동에 의한 '토대 만들기'가 다이어트 성공의 지름길

지금까지 다이어트에서 운동이 왜 필요한지 이유를 설명했습니다.

'운동으로는 기대하는 만큼 살이 빠지지 않지만, 운동은 체력과 심폐기능을 높여 살 빠지기 쉬운 몸을 만들기 위해 반드시 필요하다'는 점을 이해했나요?

식사 섭취량이 많은지 적은지를 별도로 하면, 다이어트에서 가장 큰 차이가 벌어지는 요소는 '에너지를 많이 사용하는 몸인가 아닌가'입니다.

근력이 강한 사람은 무거운 물건을 들거나 계단을 뛰어올라가는 일이 수월하고, 심폐기능이 높은 사람은 대량의 에너지를 조금씩 사용하여 오랫동안 힘을 지속시킬 수 있습니다. 그러므로 근력운동으로 근력을 키우고 유산소운동으로 심폐기능을 높여 자신의 몸이 에너지를 많이 소비할 수 있도록 하는 것이 중요합니다.

근력과 심폐기능이 향상되어 에너지를 많이 사용할 수 있는 밑바탕이 만들어지면 매일 몸을 수월하게 움직이게 되어 자연스럽게 활동량이 늘어납니다. 급하게 계단을 올라가거나 무거운 물건을 들 때도 힘들지 않고, 오랜 시간 걷거나 바쁘게 행동할 때도 지치지 않습니다.

나아가 그렇게 해서 활동량이 늘어나면 니트도 쑥 올라가서 하루에 소비되는 에너지양이 늘어납니다. 다시 말하면, 이런 일상의 니트를 높여 에너지 소비량을 늘리기 위해서도 평소 근력운동과 유산소운동을 해서 근력과 심폐기능을 향상시킬 필요가 있는 것입니다.

그리고 에너지를 많이 사용하는 몸이 만들어졌다는 것은 본격적으로 다이어트를 할 준비가 되었다는 뜻입니다. 본격적 다이어트란 식사의 칼로리 조절을 말합니다. 다이어트는 식사가 90%입니다. 식사의 칼로리 섭취량을 줄이지 않고는 다이어트가 성립되지 않습니다.

바꾸어 말하면, 에너지를 소비하기 쉬운 몸을 제대로 만들어

두면 나중은 식사 칼로리 섭취량을 조절하는 것만으로 쉽사리 살이 빠지게 됩니다. 몸의 '살 빠지는 토대'가 제대로 완성되었기 때문에 칼로리 섭취량을 줄여 살짝만 밀어주면 체지방이 에너지저장고에서 자연스레 빠져나가는 것입니다. 로지컬 다이어트에서 어떻게 칼로리 섭취량을 조절하는지에 대해서는 다음 장에서 상세히 소개하겠습니다.

요컨대 운동은 살을 빼기 위한 토대 만들기입니다. 운동을 통해 살 빠지는 토대를 튼튼하게 만들어두면 활동 레벨이 높아지고 효율적으로 에너지가 소비되어 칼로리 수지가 마이너스로 되기 쉬워집니다. 즉, 그 단계까지 토대를 다져놓는 것이 중요합니다. 다이어트의 성공은 식사가 90%라고는 하지만 결코 운동이 중요하지 않다는 의미가 아닙니다. 오히려 운동에 의한 토대 만들기야말로 원활하게 다이어트를 성공시키기 위한 열쇠라고 해도 좋습니다.

그러니 절대로 운동을 가볍게 보지 말고 근력운동과 유산소운동에 정진하여 확실하게 토대를 만들어야 합니다. 그런 후에 확실히 살 빠지는 몸, 도로 살찌지 않는 몸을 손에 넣는 것입니다.

제3장

실천, 로지컬 다이어트!

3개월이면
'알아서 살 빠지는 몸'이 된다

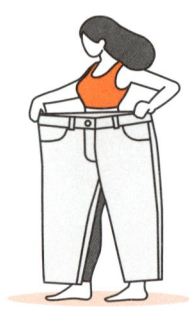

급격한 다이어트가 틀림없이 실패하는 이유

이 장에서는 로지컬 다이어트의 구체적 실천방법을 소개합니다. 그 전에 먼저 다이어트를 논할 때 피할 수 없는 '요요현상'에 대해 살펴보겠습니다.

사실 꾹 참는 다이어트를 하는 사람일수록 요요현상이 오기 쉬운 법입니다. 날마다 먹고 싶은 마음을 필사적으로 억누르고 참고 참는 사람일수록 스트레스가 최고조에 달해 더는 못 참겠다는 생각이 드는 순간 단번에 폭식으로 내달리기 쉬우니까요. 그렇게 먹기 시작하면 더 이상 자신을 억제하지 못하게 되고 순식간에 도로 살이 찌게 됩니다.

그런데 이상하지 않나요?

많은 사람이 다이어트 중에 지금 먹고 싶은 대로 먹으면 요요 현상이 온다는 것도 알고 있고, 절대 먹으면 안 된다고 다짐하면서도 욕구를 이기지 못하고 먹는 이유는 대체 무엇일까요?

그것은 본능이 외치는 '먹어!'라는 소리를 거스르지 못하기 때문입니다. 인간의 뇌는 몸의 에너지대사 상황을 항상 모니터하고 있어서 체지방, 체중, 근육량 따위를 가능한 한 평소와 같은 상태로 유지하려고 합니다. 그러다 급격하게 살이 빠지는 등 큰 변동이 있으면 그것을 '이상 상황'으로 받아들여 경계하는 시스템입니다.

일례로 젊은 여성이 단기간에 급격하게 살을 뺐을 때 생리가 멈추는 현상을 들 수 있습니다. 이런 것은 지방량이 급격하게 줄어든 상황을 '위험 상황'이라고 파악한 뇌가 낮은 에너지 상태에서 임신되지 않도록 반응한 현상이라고 할 수 있습니다. 즉, 급격하게 살을 빼면 뇌는 그것을 생존의 위기라고 인식하여 비상경보를 발동합니다. '여기서 살이 더 빠지면 큰일이다, 빨리 원래대로 되돌려라, 더 먹어라!' 같은 비상 지시를 내리는 본능의 외침이라고 해도 좋겠지요.

그래서 머리로는 먹으면 도로 살이 찐다는 걸 알면서도 먹게 되는 것입니다. 제법 의지가 강한 사람이라도 이 본능의 외침에는 항거하지 못합니다. 게다가 이런 본능의 외침은 지금까지 식사량을 엄격하게 제한하고 참아왔던 사람일수록 더 강력한 효과를 나타냅니다.

이렇게 되짚어보면, 엄격하게 식이를 제한함으로써 단기간에 살을 뺀 사람에게 요요현상이 많이 생기는 것은 당연합니다. 마찬가지 이유로 빠르게 결과를 내려고 하는 인스턴트 다이어트가 성공하기 어려운 것입니다.

다이어트 중의 뇌와 몸은 '컴포트존'으로 돌아가고 싶어 한다

인간의 뇌와 몸은 힘든 것을 싫어합니다. 일에서도 공부에서도 스포츠에서도 보통은 힘들고 고통스러운 것이나 참아야만 하는 것을 싫어해서 편한 쪽, 쉬운 쪽으로 가고 싶어 합니다.

다이어트에서도 마찬가지입니다. 먹고 싶은 것을 참는 것은 힘들고 고통스러운 일이어서 인간의 뇌와 몸은 그런 인내와 고통에 장기간 견딜 수 없습니다. 그 때문에 틈만 나면 편안한 쪽, 쉬운 쪽으로 향하려고 합니다.

이렇게 '뇌와 몸에게 편안한 환경'을 전문용어로는 '컴포트존 comfort zone'이라고 합니다. 컴포트존은 뇌와 몸이 계속 머무르고 싶어 하는 '안락한 환경'입니다. 참아야 하는 것도 힘들게 견뎌야 하는 것도 없이 편안한 세상, 좋아하는 것을 원하는 대로 먹어도 되는 멋지고 쉬운 세상입니다. '살찐 사람의 세계'라고 해도 되겠네요.

살이 찐 사람의 몸은 말하자면 컴포트존에서 오랫동안 쾌적한 생활을 즐겨온 결과물인 것입니다. 뇌와 몸이 컴포트존의 편안함과 쾌적함에 완전히 물들어 있는 상태라고 할 수 있습니다. 그러다 보니 대단히 엄격하게 칼로리 제한이나 식이 제한을 해봐야 그 사람의 뇌와 몸은 컴포트존으로 돌아가고 싶어서 견딜 수 없는 상태가 되고 맙니다.

설령 살이 빠지더라도, 원래의 쾌적한 세상으로 돌아가고 싶은 기분은 사그라지지 않습니다. 물론 유혹에 지면 단박에 살이 찐다는 것은 알고 있습니다. 하지만 아무리 '원래의 세계로 돌아가면 안 된다, 유혹에 지면 안 된다'고 되뇌어도 끝없이 참고만 있는 한 그 쾌적한 세계로 돌아가고 싶다는 몸의 외침은 사라지지 않겠지요.

따라서 참거나 견디는 동안에는 요요현상이 찾아와 도로 살이 찔 가능성이 높다는 것을 확실하게 인식하고 있어야 합니다. 식사 때마다 '참아야 해, 더 견뎌야 해!' 같은 생각이 떠오르는 동안에는 다시 살찔 가능성 또한 사라질 수 없습니다. 조금이라도 참는 다이어트를 하는 동안에는 여전히 안심할 수 없는 것입니다.

뇌를 자극하지 않고 '속여 넘겨' 살 빼는 방법

그러면 다이어트 중 쾌적한 컴포트존으로 돌아가고 싶어 하는 뇌와 몸을 납득시켜 컴포트존의 반대쪽에 머물게 하려면 어떤 방법을 쓰는 것이 좋을까요?

사실 가장 합리적이고 효율적인 수단은 '조금씩 천천히 시간을 들여 살을 빼서 뇌와 몸을 속이는 방법'입니다. 매일 조금씩 섭취 칼로리를 줄이면 뇌도 '줄었다'는 사실을 알아채지 못합니다. 한꺼번에 많이 줄이면 '큰일났다! 비상경보 발동!' 이렇게 되지만, 평소와 별반 다르지 않은 양을 조금씩 줄이면 '그리 많이 다르지 않으니까 괜찮다'고 여기고 아무 문제없이 자연스럽게 지나갑니다. 그러니 경계를 하지 못하도록 시간을 들여 조금씩 줄여 제대로 뇌를 속이면 됩니다.

로지컬 다이어트에서는 '뇌 속이기 작전'을 대단히 효율적으로 이용하고 있습니다. 로지컬 다이어트에서 '희망 체중을 만들기 위해 하루에 줄여야 하는 칼로리양'은 대략 200~300kcal입니다. 개중에는 이렇게 조금씩 칼로리를 줄이면 너무 느려 다이어트하는 것 같지도 않다고 불평하는 사람도 있습니다. 하지만 매일 이 정도 양을 시간을 들여 천천히 줄인다면 뇌와 몸을 아무 문제없이 속일 수 있습니다. 아마 뇌는 체지방이 조금씩 줄고 있는지도 모르고 있을 테니까요.

비록 적은 칼로리양이지만 매일 줄인다면 확실하게 총칼로리양 수지가 마이너스가 되어 체지방은 착실히 감소합니다. 몇 개월 동안 계속하면 하루하루의 티끌이 모여 결과적으로 상당한 양의 체지방이 줄어듭니다. 어느 날 문득 보니 몸무게가 5kg 혹은 7kg 빠져 있고, 턱이며 팔뚝, 배, 엉덩이, 허벅지 등 신경 쓰이던 부분의 지방도 줄어서 "와, 정말 살이 빠졌네!" 하고 놀라게 됩니다.

어떤 의미에서 로지컬 다이어트는 '뇌와 몸을 합리적이고 효율적으로 속여 살 빼는 방법'이라고 해도 좋을 것입니다. 다이어트로 건강하게 살을 빼는 데는 '뇌와 몸을 어떻게 속일까'가 전부라고 할 수도 있습니다. 인스턴트 다이어트처럼 단기간에 살을 빼면 뇌가 경계경보를 발동하는 것을 피할 수 없습니다. 뇌가 눈치채면 끝이지요. 온몸이 컴포트존으로 되돌아가기 모드가 되어서 요요현상이 찾아오는 결말만 남을 테니까요.

그러니 '조금씩 천천히' 과정을 진행해서 자신의 뇌와 몸을 속여보길 권합니다. '이걸로 다이어트가 될까? 다이어트하는 것 같지도 않다'는 정도의 속도가 적당합니다.

"초조해하지 말고, 천천히 조금씩, 확실하게!"

자신에게 그렇게 말해주며 하루하루 쌓아가면 합리적이고 효율적으로 다이어트를 성공시킬 수 있습니다.

식사량은 논리적으로
조절해야 한다

다이어트의 식사량 제한에서 많은 사람이 힘들어하는 이유는 얼마나 줄이면 좋을지 모르기 때문입니다. 자신은 상당히 많이 줄였다고 생각하지만 칼로리 수지가 마이너스로 바뀌기에는 한참 부족한 경우도 많고, 먹는 양을 한꺼번에 너무 줄여서 체력과 근력을 깎아먹고 스트레스가 심해져 다시 요요현상을 일으키는 과욕형인 경우도 눈에 띕니다.

이처럼 식사량을 마구잡이로 줄여서는 제대로 다이어트가 되지 않습니다. 칼로리를 얼마나 줄이면 좋을지도 모르면서 더듬더듬 시도하니 감량이 부족하기도 하고 과도해지기도 합니다. 이런 상태로는 십중팔구 실패할 수밖에 없습니다.

그러면 대체 어떻게 하면 좋을까요?

식사량 제한이야말로 논리적으로 진행해야만 합니다. 로지컬 다이어트는 '자신이 하루에 줄여야 할 칼로리 섭취량'을 계산식으로 산출하여 목표를 명확하게 정한 뒤 진행하는 시스템입니다. 이 시스템을 이용하여 식사량을 조절하면 효율적이면서도 확실하게 칼로리 수지를 마이너스로 만들 수 있습니다. 즉, 합리적이고 효율적으로 살 빠진 상태로 옮겨갈 수 있습니다. 이 방법을 실천하면 '건강하게 살을 빼고 도로 살찌지 않는 몸'으로 만들 수 있다고 확신합니다. 다이어트의 승부에서 이미 이긴 것과 다름없지요.

이제 논리적 식사량 조절을 익혀서 다이어트의 승자가 되세요. 그렇게 '날씬한 사람의 세계'로 들어가는 것입니다.

당신은 스스로 생각하는 것보다 더 먹고 있다

새로운 것을 시작할 때는 우선 '자신이 놓인 상황'을 정확하게 파악하는 것이 중요합니다. 다이어트의 경우에는 '지금 자신이 얼마나 먹고 있는지'를 아는 것이 중요합니다. 로지컬 다이어트의 경우도 먼저 자신의 식사 현황을 정확하게 파악함으로써 비로소 출발선에 설 수 있습니다.

어쩌면 많은 사람들이 자신은 얼마 먹지도 않는다고 생각하고 있을지도 모릅니다. 하지만 지금까지 다이어트 지도를 해온 경험에 비추어보면 "전 별로 많이 먹지도 않는데 이상하게 살이 안 빠져요!"라고 강하게 주장하는 사람일수록 많이 먹고 있는 경향이 있습니다. 사실 대부분의 사람은 '자신이 생각하는 것보다 실제로는 더 먹고 있다'는 것을 자각할 필요가 있습니다. 특히 지금까지 몇 번이나 다이어트에 도전했다가 무참히 좌절해온 사람이라면 자신이 먹고 있는 양을 실제보다 적게 어림잡아 평가했을 가능성이 많으니 더 냉정한 눈으로 자신의 식생활을 평가해봐야 합니다.

우선, 궁금한 칼로리양을 구체적으로 수치화해보겠습니다.

예를 들어 체중 60kg인 사람은 하루 종일 아무것도 하지 않고 안정을 취하더라도 기초대사와 생활동작 등으로 1800kcal 정도를 소비합니다. 이런 상황에서 하루에 1800kcal 이상 섭취하면 살이 찌지만, 1750kcal로 식사를 제한한다면 매일 50kcal씩 줄어서 조금씩 살이 빠지게 됩니다.

그러면 50kcal는 어느 정도 양일까요? 밥을 곱빼기로 먹다가 평범한 한 공기로 바꾸면 충분히 커버할 수 있는 칼로리입니다. 이처럼 구체적인 숫자로 생각하면 자신이 얼마큼의 칼로리를 섭취하고 있는지, 살을 빼기 위해 양을 얼마나 줄여야 하는지가 보입니다.

아마 '많이 먹고 있다'는 점은 어렴풋이 느끼고 있을 텐데, 그런 '어렴풋한' 부분을 얼버무리지 않고 백일하에 드러내야 합니다. 다이어트를 시작하기 전에 자신이 꽤 많이 먹고 있다는 사실을 인식하는 것이 중요한 것입니다. 즉, 자신의 현재 상태를 파악하고 나서 자신이 줄여야 하는 칼로리양을 구체적 숫자로 드러내면 목표가 더 선명해져서 합리적이고 효율적으로 다이어트를 할 수 있습니다. 이것이야말로 로지컬 다이어트 식사량 조절의 기초가 되는 사고방식입니다.

먹어도 되는 칼로리양은 '34 × 희망 체중'

이제 살을 빼기 위해 줄여야 할 칼로리를 산출해보겠습니다.

로지컬 다이어트에서는 '자신의 현재 체중에서 하루에 소비하는 칼로리'와 '희망 체중이 되었을 때 하루에 소비하는 칼로리'를 각각 계산하여 그 차이를 구합니다.

하루에 소비하는 칼로리란 거꾸로 말하면 하루에 섭취하더라도 체중에 변동이 없는 칼로리입니다. 그 체중을 유지하기 위해 필요한 칼로리라고도 할 수 있습니다. 이보다 섭취량이 많으면 살이 찌고 적으면 살이 빠집니다.

우선, 어떤 것인지 대략적으로 알기 위해 예를 들어보겠습니다.

- 현재 체중 75kg인 남성 A씨(체중 68kg이 목표 : -7kg)
- 현재 체중 58kg인 여성 B씨(체중 53kg이 목표 : -5kg)

두 사람 모두 사무직으로 일해서 하루 대부분 앉아 있다고 가정했을 때, 로지컬 다이어트에서는 두 사람이 하루에 줄여야 할 칼로리를 다음과 같은 3단계 흐름으로 산출합니다.

체중 75kg인 남성 A씨

1단계 현재 체중 75kg을 유지하기 위해 필요한 하루 칼로리를 구한다.
34(메츠·시) × 75(kg) = 2550(kcal)

2단계 희망 체중 68kg을 유지하기 위해 필요한 하루 칼로리를 구한다.
34(메츠·시) × 68(kg) = 2312(kcal)

3단계 하루에 줄여야 할 칼로리를 구한다.
2550(kcal) − 2312(kcal) = 238(kcal)

A씨는 하루 칼로리양을 2550kcal에서 2312kcal로 바꾸면, 즉 238kcal를 줄이면 7kg을 감량할 수 있습니다. 2312kcal씩만 섭취하다 보면 체중은 68kg이 될 수밖에 없는 것입니다. 238kcal는 작은 밥공기 하나 정도(약 150g)입니다. A씨가 매 끼니 밥을 두 공기씩 먹어 왔다면 하루 한 끼는 한 공기만 먹는 것만으로 하루 목표 칼로리를 줄일 수 있습니다.

체중 58kg인 여성 B씨

1단계 현재 58kg을 유지하기 위해 필요한 하루 칼로리를 구한다.
34(메츠·시) × 58(kg) = 1972(kcal)

2단계 희망 체중 53kg을 유지하기 위해 필요한 하루 칼로리를 구한다.
34(메츠·시) × 53(kg) = 1802(kcal)

3단계 하루에 줄여야 할 칼로리를 구한다.
1972(kcal) − 1802(kcal) = 170(kcal)

A씨의 경우와 마찬가지로 B씨는 하루 칼로리를 1972kcal에서 1802kcal로 바꾸면, 즉 170kcal를 줄이면 5kg을 감량할 수 있습니다. 1802kcal만 섭취하면 결국 체중은 53kg이 될 수밖에 없는 것입니다. 170kcal는 대략 푸딩 1개 정도입니다. B씨가 평소 식후 디저트로 푸딩을 꼭 먹었다면 그 습관을 그만두는 것만으로 하루 목표 칼로리를 줄일 수 있습니다.

여기서 계산식에 있는 '메츠·시'가 무엇인지, 그리고 34라는 숫자가 어디서 나온 것인지는 차근차근 설명하겠습니다. 여기서는 하루 운동량이 그리 많지 않은 사람이 다이어트를 시작하는 경우 먹어도 좋은 칼로리 양은 '34 × 원하는 체중'으로 계산할 수 있다는 점만 기억해두면 됩니다.

2단계에서 산출한 '희망 체중으로 만들기 위해 필요한 하루 칼로리'란 목표 체중에 도달하기 위해 자신이 하루에 먹어도 되는 칼로리를 나타냅니다. 거꾸로 말하면 그만큼만 섭취한다면 목표 체중이 될 수밖에 없는 칼로리양입니다. 즉, 하루 식사를 2단계에 나온 '먹어도 좋은 칼로리' 이내로 제한하면 칼로리 수지가 마이너스가 되어 매일 확실하게 살이 빠지기 시작하는 것입니다.

먹어도 되는
칼로리 산출의 로직

그러면 '메츠·시'와 '34'와 앞에 나온 계산식의 내용을 자세히 살펴보겠습니다. 다만, 이 설명에는 계산이 많이 등장해서 살짝 어렵게 느낄 수도 있는데, 수학은 질색이거나 이론이야 어찌되든 상관없다고 여긴다면 그냥 넘어가도 괜찮습니다.

다이어트를 하려면 가장 먼저 '현재 자신의 상황'을 파악해야만 합니다. 자신이 지금의 체중을 유지하는 데 필요한 칼로리, 즉 현재 필요한 하루 칼로리를 구해야 합니다. 그 칼로리는 자신의 운동량과 체중으로 계산해낼 수 있습니다.

원래 '메츠(METs)'는 신체활동이나 운동의 강도를 나타내는 수치입니다. 안정 시의 운동 강도가 1메츠이고, 빠르게 걸을 때는 4메츠, 천천히 조깅할 때의 운동 강도가 8메츠입니다. 그 강도의 운동을 얼마 동안 했는지를 측정한 것이 운동량입니다. 즉, 운동량을 구할 때는 운동 강도(메츠)에 운동 시간을 곱합니다. 그 운동량의 지표가 되는 수치가 '메츠·시'입니다. 예를 들어, 4메츠인 빠르게 걷기를 2시간 동안 한 경우 4(메츠) × 2(시간) = 8메츠·시가 되는 것이지요(표 3-1 참조).

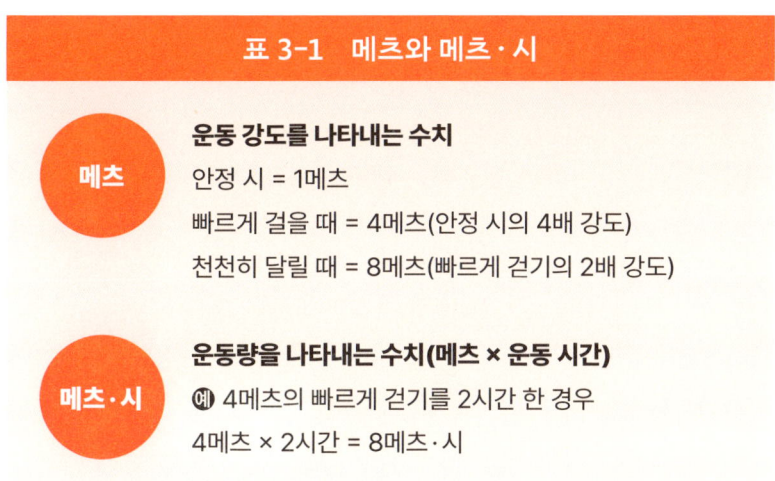

한편 메츠나 메츠·시에 성별에 따른 차이는 없습니다. 어디까지나 운동 강도와 운동량을 표시하는 지표이므로 남녀 모두 들어맞습니다. 지금부터 설명하는 소비 칼로리 계산식도 남녀 공통입니다.

대략적인 소비 칼로리는 체중 몇 킬로그램인 사람이 몇 메츠의 운동을 몇 시간 지속했는지에 따라 구할 수 있습니다. 즉, '메츠·시 × 체중'이 대략적인 소비 칼로리입니다. 예를 들어 체중 60kg인 사람이 30분(0.5시간) 동안 빠르게 걷기(4메츠)를 하는 경우 4(메츠) × 0.5(시간) × 60(kg) = 120kcal가 되어 대략 120kcal를 소비하게 됩니다(표 3-2 참조).

> **표 3-2 메츠·시를 이용해 소비 칼로리 구하는 방법**
>
> 체중 몇 킬로그램인 사람이 몇 메츠의 강도로
> 몇 시간 운동했는지를 이용하여
> 대략적인 소비 칼로리를 계산할 수 있다.
>
> **메츠 × 계속시간 = 메츠·시**
> **메츠·시 × 체중 ≒ 대략의 소비 칼로리**
>
> **예)** 체중 60kg인 사람이 30분(0.5시간) 동안
> 빠르게 걷기(4메츠)를 했을 때
> 4(메츠) × 0.5(시간) × 60(kg) ≒ 120kcal
> → 체중 60kg인 사람이 30분 동안 빠르게 걷기를 하면
> 120kcal를 소비하게 된다.

(참고로 이 방법은 '간이 버전'이고, 정확하게 소비 칼로리를 구하기 위해서는 산소섭취량을 바탕으로 계산해야 합니다. 다만, 두 버전의 차이는 1.05 정도여서 여기서는 1.05는 오차범위 내로 간주하고 간단하게 구할 수 있는 간이 버전을 택하여 설명하고 있습니다.)

이제 대략적인 소비 칼로리 구하는 방법을 알았으니, 하루 소비 칼로리를 산출해보겠습니다.

체중 60kg인 사람이 하루 종일(24시간) 아무것도 하지 않고 안정(1메츠)을 취했을 때 하루 소비 칼로리는 다음과 같습니다.

1(메츠) × 24(시간) × 60(kg) ≒ 1440(kcal)

즉, 체중 60kg인 사람은 하루 종일 아무것도 하지 않더라도 1440kcal를 소비하게 됩니다(표 3-3 참조).

표 3-3 안정 시의 하루 소비 칼로리 구하는 방법

예) 체중 60kg인 사람이 하루 종일(24시간) 안정(1메츠)을 취했을 때의 소비 칼로리

1(메츠) × 24(시간) × 60(kg) ≒ 1440(kcal)

→ 체중 60kg인 사람이 하루 종일 안정을 취했을 때의 소비 칼로리는 1440kcal가 된다.

따라서 하루 종일 안정을 취했을 때 체중별 소비 칼로리는 40kg인 사람은 960kcal, 50kg인 사람은 1200kcal, 70kg인 사람은 1680kcal, 80kg인 사람은 1920kcal입니다. 하지만 실제로 하루 종일 아무것도 안 하고 쉬기만 하는 것은 쉬운 일이 아닙니다. 업무를 보든 집안일을 하든 하루 24시간 중 상당한 시간을 무언가 활동에 쓰게 마련이지요.

그런데 어느 정도의 활동을 얼마 동안 하고 있는지는 사람에 따라 제각각입니다. 예를 들면 '책상 앞에 앉아 있는 시간이 길고 거의 움직이지 않는 사람', '공장 라인 작업 등 서서 하는 일이 많은 사람', '수작업이나 영업으로 매우 바쁘게 움직이는 사람'은 하루 총 운동량(메츠·시)에 큰 차이가 나겠지요.

여기서는 운동 강도에 따라 크게 세 가지 유형 '거의 움직이지 않는 사람', '서서 하는 일이 많은 사람', '대단히 많이 움직이는 사람'으로 나눈 뒤 유형별로 하루의 전형적인 행동모델을 만들어 메츠·시를 산출해보겠습니다(표 3-4 참조).

표 3-4　하루에 줄여야 할 칼로리 구하는 방법

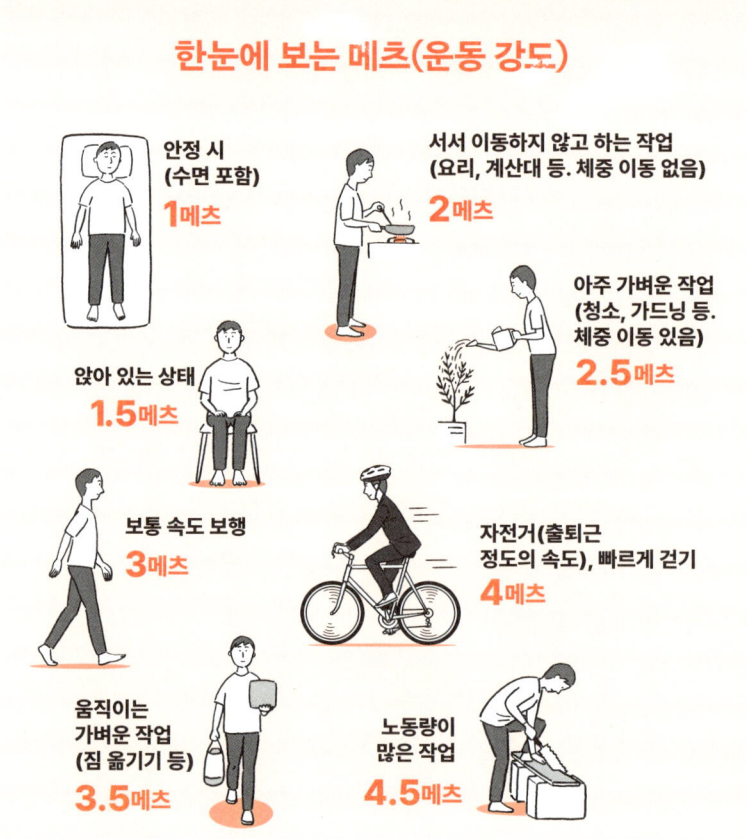

거의 움직이지 않는 사람

안정(수면 포함)
1메츠 × 8시간 = 8메츠·시

앉아서 하는 일
1.5메츠 × 14시간 = 21메츠·시

서서 (이동하지 않고) 하는 작업
2메츠 × 1시간 = 2메츠·시

보통 속도 보행
3메츠 × 1시간 = 3메츠·시

24시간 합계 ………… 34
메츠·시

 하루에 먹어도 되는 칼로리
34 × 희망 체중

서서 하는 일이 많은 사람 (공장 라인작업 등)

안정(수면 포함)
1메츠 × 8시간 = 8메츠·시

앉아서 하는 일
1.5메츠 × 6시간 = 9메츠·시

서서 (이동하지 않고) 하는 작업
2메츠 × 9시간 = 18메츠·시

보통 속도 보행
3메츠 × 1시간 = 3메츠·시

24시간 합계 ………… 38
메츠·시

 하루에 먹어도 되는 칼로리
38 × 희망 체중

대단히 많이 움직이는 사람

안정(수면 포함)
1메츠 × 8시간 = 8메츠·시

앉아서 하는 일
1.5메츠 × 4시간 = 6메츠·시

서서 (이동하지 않고) 하는 작업
2메츠 × 1시간 = 2메츠·시

매우 가벼운 작업
2.5메츠 × 6시간 = 15메츠·시

움직이는 가벼운 작업
3.5메츠 × 4시간 = 14메츠·시

보통 속도 보행
3메츠 × 1시간 = 3메츠·시

24시간 합계 ………… 48
메츠·시

 하루에 먹어도 되는 칼로리
48 × 희망 체중

〈메츠 참조〉
보건복지부. (2023).
한국인을 위한 신체활동 지침서 개정판.
www.mohw.go.kr

계산해봅시다
나에게 필요한 칼로리는 얼마일까요?

하루에 먹어도 좋은 칼로리
☐ kcal

하루에 줄여야 할 칼로리
☐ kcal

3장 실천, 로지컬 다이어트!

위의 [표 3-4]를 참고하여 각 유형별 행동내용의 '메츠·시'를 더하면 다음과 같습니다.

- 거의 움직이지 않는 사람 ➡ 합계 34메츠·시
- 서서 하는 일이 많은 사람 ➡ 합계 38메츠·시
- 대단히 많이 움직이는 사람 ➡ 합계 48메츠·시

즉 처음 계산식에서 사용한 34는 활동량이 적고 거의 움직이지 않는 사람의 하루 메츠·시의 지표였던 것이지요. 오늘날은 재택근무나 단축근무가 늘어서 회사원 전체의 활동량이 줄어드는 경향이 있으므로 48메츠·시인 사람보다 34나 38에 해당하는 사람이 대부분입니다.

그러면 유형별로 필요한 하루 소비 칼로리양은 어떻게 구할까요?

유형별 합계 메츠·시 × 체중 ≒ 하루 소비 칼로리양

즉, 체중이 60kg일 때 '거의 움직이지 않는 사람'의 하루 소비 칼로리양은 하루 합계 메츠·시인 34를 적용하여 산출합니다.

34메츠·시 × 60kg ≒ 2040kcal

이것은 체중이 60kg일 때 현재의 체중을 유지하기 위해 필요한 섭취 칼로리가 2040kcal라는 뜻입니다. 같은 방식으로 '서서 하는 일이 많은 사람'에게 필요한 섭취 칼로리는 38메츠·시 × 60kg ≒ 2280kcal, '대단히 많이 움직이는 사람'에게 필요한 섭취 칼로리는 48메츠·시 × 60kg ≒ 2880kcal가 됩니다. 이보다 적은 칼로리를 섭취하면 현재 체중이 유지될 수 없어 점점 살이 빠지는 것이지요.

정리하면, 나 자신에게 적용하는 방법은 다음 3단계만 거치면 됩니다.

1단계 현재 자신에게 필요한 하루 칼로리 구하기

자신이 속한 유형의 '합계 메츠·시' × 자신의 '현재 체중'

- '거의 움직이지 않는 사람'이 하루에 먹어도 되는 칼로리
  = 34 × 현재 체중
- '서서 하는 일이 많은 사람'이 하루에 먹어도 되는 칼로리
  = 38 × 현재 체중
- '대단히 많이 움직이는 사람'이 하루에 먹어도 되는 칼로리
  = 48 × 현재 체중

이것으로 현재 자신이 하루에 어느 정도 먹고 있는지를 파악할 수 있습니다.

2단계 희망 체중이 되었을 때 필요한 하루 칼로리 구하기

자신이 속한 유형의 '합계 메츠·시' × 자신의 '희망 체중'

- '거의 움직이지 않는 사람'이 하루에 먹어도 되는 칼로리
  = 34 × 희망 체중

- '서서 하는 일이 많은 사람'이 하루에 먹어도 되는 칼로리
  = 38 × 희망 체중

- '대단히 많이 움직이는 사람'이 하루에 먹어도 되는 칼로리
  = 48 × 희망 체중

이것으로 목표로 한 희망 체중에 도달하기 위해 자신이 하루에 먹어도 되는 칼로리를 산출할 수 있습니다.

3단계 하루에 줄여야 하는 칼로리 구하기

- 현재 자신에게 필요한 하루 칼로리 − 희망 체중이 되었을 때 필요한 하루 칼로리
  = 1단계 결과 − 2단계 결과

메츠·시의 산출 요령은 '깐깐하게 적용할 것'

여기서는 24시간의 메츠·시 합계를 세 가지 유형으로 표시했는데 자신의 24시간 메츠·시를 더 정확하게 산출하고 싶으면 [표 3-4]를 참고하면 됩니다. 후생노동성*에서 제공하는 '생활활동의 메츠 표'에는 각각의 메츠에 해당하는 활동 예시가 자세히 실려 있어 실태에 더 가까운 값을 산출할 수 있습니다.

자신의 24시간 메츠·시를 산출할 때 중요한 것은 후하게 계산하지 말고 깐깐하게 적용해야 한다는 것입니다. 생활활동 메츠표를 보면 메츠라는 개념이 애매해 헷갈릴 수도 있습니다. '아이와 놀아주기(앉아서, 가벼운 정도) 2.2메츠, 아이 돌보기 2.5메츠, 아이 보살피기(서서) 3.0메츠' 등으로 나와 있는데 자신의 행동이 그중 어디에 해당하는지 판단하기가 애매할 수 있습니다. 그럴 때는 깐깐하게 생각해 수치가 적은 메츠로 환산하는 게 바람직합니다.

참고로, 서서 움직이지 않고 하는 작업은 보통 2메츠입니다. 설거지나 요리, 공장의 라인작업이나 마트의 계산원, 교사가 판서를 하면서 수업하는 것도 2메츠 정도입니다. 상반신이 아무리 바쁘게 움직여도 제자리에 선 채 체중 이동이 거의 없는 상태는 2메츠라고 생각하면 됩니다.

거기에서 조금 움직임이 늘어, 서서 체중 이동이 있는 상태가

---

* 한국에서는 보건복지부에서 제공하고 있다.

2.5메츠입니다. 출근할 때 지하철에서 서 있는 시간은 선 채로 흔들림을 견디고 있으니 2.5메츠 정도로 볼 수 있고, 식물에 물을 주는 등 체중 이동을 동반하는 매우 가벼운 작업이 2.5메츠라고 생각하면 됩니다.

목표 달성까지 걸리는 기간은 이렇게 알 수 있다

이어서 목표 체중까지 감량하는 데 걸리는 기간을 구하는 방법도 살펴보겠습니다.

우선, 목표 달성을 위해 빼야 하는 칼로리 총량을 다음과 같이 계산합니다.

줄이고 싶은 체중(kg) × 지방 1kg의 칼로리(7000kcal)

그다음, 이 칼로리 총량을 3단계에서 구했던 하루에 줄여야 할 칼로리로 나누면 달성까지 걸리는 일수를 구할 수 있습니다.

앞에 등장했던 사무직인 남성 A씨는 현재 체중이 75kg인데 체지방량을 7kg 줄여서 68kg이 되는 것이 목표입니다. 그러면 A씨는 어느 정도 기간이면 목표 체중에 도달할 수 있을까요?

- 현재 체중 75kg을 유지하는 데 필요한 하루 칼로리　2550kcal
- 희망 체중 68kg을 유지하는 데 필요한 하루 칼로리　2312kcal

현재의 섭취 칼로리와 목표한 희망 체중으로 지내는 데 필요한 칼로리의 차이는 238kcal입니다(2550kcal - 2312kcal = 238kcal). 따라서 매일 현재의 섭취 칼로리보다 238kcal 적은 양으로 지내면 됩니다.

이때 체지방 7kg을 감량하기 위해 빼야 하는 칼로리 총량은 49000kcal입니다(7kg × 7000kcal = 49000kcal).

따라서 매일 238kcal씩 줄일 때 49000kcal를 줄이려면 약 206일(약 7개월)이 걸립니다(49000kcal ÷ 238kcal ≒ 206). 그때는 체중이 68kg이 되어 있는 것이죠.

그런데 이것은 현재의 체중인 75kg를 기준으로 나눈 수치이고, 실제로는 도중에 체중이 줄어들기 때문에 계산식도 그때마다 수정해 다시 적용합니다. 따라서 약 206일이 걸린다는 것은 가장 길게 잡았을 때의 기간이므로 실제로는 좀 더 빠르게 목표 체중에 도달할 수 있습니다.

이처럼 하루에 줄여야 하는 칼로리를 지키면 매일 칼로리 수지가 마이너스가 되어서 에너지 저장고에서 조금씩 지방이 빠져나가고 시일이 지나면서 착실하게 살이 빠지는 것이지요.

이제 로지컬 다이어트에서 '자신이 먹어도 되는 칼로리'나 '자신이 줄여야 할 칼로리'를 구하는 방식을 이해했으니 비로소 출발선에 선 것입니다. 로지컬 다이어트는 자신이 희망 체중에 도달하기 위해서 어느 정도 양을 먹어도 되는지를 파악하는 것부터 시작됩니다. 자신에게 맞춘 꼼꼼한 계산으로 제대로 파악했다면 남은 것은 실천뿐입니다. 이제 드디어 '실천편'을 살펴보겠습니다.

칼로리 제한을 즐기는 법

어린 시절 소풍가기 전날 가장 설렜던 순간은 간식거리를 사러 갈 때였는데, 항상 한도가 정해져 있었습니다. 대부분은 5000원어치만 허락됐지만, 간혹 만 원 이내에서 고를 수 있는 운 좋은 때도 있었지요. 그 금액 범위 내에서 '이걸 살까, 아냐 이건 돈이 모자라네, 그럼 이걸 사갈까?' 이렇게 고심하며 간식을 골랐던 기억이 선명합니다.

로지컬 다이어트에서 칼로리 조절에 성공하는 것도 이와 마찬가지입니다.

앞에 설명한 계산식에 따라 '자신이 하루에 먹어도 되는 칼로리는 어느 정도인지, 하루에 얼마큼 칼로리를 줄여야 하는지'를 알게 되었으니 다음 문제는 그 칼로리 범위 내에서 어떤 것을 선택하여 조절할까입니다. 소풍갈 때 쓸 수 있는 용돈이 정해져 있었던 것처럼 자신이 먹어도 되는 양의 상한이 정해져 있는 상황이죠. 그래서 소풍 간식 고르기와 마찬가지로 다이어트에서도 정해진 범위 내에서 자신이 먹고 싶은 것이나 맛있는 음식을 현명하게 선택해야 합니다.

여기서 가장 중요한 것은 '자신이 먹어야 할 것을 즐겁게 선택하는' 태도입니다. 다이어트라고 하면 대개 '이 칼로리를 맞추려면 요것밖에 못 먹네. 먹고 싶은 걸 다 참아야 하는구나!'라고 여기고 부정적 생각을 하며 음식을 대하기 쉽습니다. 하지만 이런 부정적 발상은 '못 먹는 스트레스'가 쌓이므로 좋지 않습니다. 대신 '이 칼로리 범위에 들어가는 음식으로는 이것도 있고 저것도 있구나. 오늘은 아직 상한까지 여유가 있으니까 어떤 맛있는 걸 먹어볼까?'처럼 긍정적 발상을 하면서 선택하는 게 좋습니다. 또는 '오늘은 칼로리 미션을 완수하기 위해 이런 작전을 써보자. 제한이 있는 이 세계에서 최대한 호화롭게 먹으려면 이 방식이 최고지!'처럼 게임 감각으로 자신이 먹을 것을 선택해도 좋지요.

그러니 소풍 전날 5000원짜리나 만 원짜리 지폐를 들고 근처 가게로 달려가던 '그 즐거운 기분'을 되살려 다이어트에 임해보면 어떨까요?

신기하게도 이런 식으로 생각하면 정말 하루하루의 칼로리 조절이 즐거워진답니다.

편의점 작전으로 칼로리 감각을 갖는다

사실 현대 사회는 로지컬 다이어트를 실천하기에 유리한 환경이 갖추어져 있습니다. 편의점이 곳곳에 흔하게 있을뿐더러 편의점에서 팔리는 식품에는 대부분 '영양성분 표시' 아래 칼로리가 명기되어 있습니다. 로지컬 다이어트를 수월하게 진행하는 데 대단히 편리한 상황입니다.

로지컬 다이어트를 시작할 때 일단 며칠 동안은 몸에 좋은지 나쁜지는 생각하지 말고 아침, 점심, 저녁 모두 편의점에서 파는 것만 먹으며 생활해보는 방법을 추천합니다. 편의점 식품에는 대부분 영양성분 표시가 붙어 있으니 하루 동안 먹은 음식의 칼로리를 전부 더해 자신이 얼마큼 칼로리를 섭취했는지 확인할 수 있습니다.

도시락, 반찬, 치킨, 빵, 컵샐러드, 주스, 푸딩, 요거트, 컵라면……. 아무튼 처음에는 칼로리가 명기된 것만을 선택하세요. 그리고 아침, 점심, 저녁에 먹은 것들의 칼로리를 전부 메모해둡니다. 그 합계를 내면서 자신이 하루에 먹어도 되는 칼로리를 초과하지 않도록 안배하는 것입니다.

이렇게 '편의점 작전'을 며칠 계속하면 머리와 몸에 '이 정도 먹으면 칼로리는 어느 정도인지' 느낄 수 있는 감각이 생깁니다. 감각적으로 대략 이 정도 먹으면 먹어야 하는 양을 초과하지 않는다는 것을 알게 되었다면, 다음에는 조금이라도 몸에 좋은 것을 선택하도록 유의하면서 그 감각의 식생활을 계속 이어가면 됩니다. 그렇게 하면 매일 '칼로리 수지 마이너스 상태'를 이어갈 수 있습니다. 이로써 매일매일 조금씩 살이 빠지게 되는 것입니다.

프랜차이즈 식당이나
영양관리 앱도 강력한 아군으로

편의점 작전은 여름휴가나 연휴 기간처럼 연속으로 쉴 수 있을 때 도전하는 것을 권합니다. 며칠 연속으로 해보면 '어제 먹었던 저 음식은 칼로리가 높았으니 오늘은 이걸로 바꿔서 먹어봐야지!' 하는 식으로 적절하게 변경하면서 실천할 수 있습니다. 그렇게 하면 총칼로리양의 감각을 더 쉽게 느낄 수 있게 됩니다.

다만 며칠 동안 아침, 점심, 저녁 모두 편의점 식품만 먹으며 생활하기가 아무래도 어려운 사람은 주말마다 시도하여 감각을 익히는 것도 괜찮습니다. 애초에 '이거야말로 내가 먹어서 좋은 칼로리'라는 감각을 아는 데는 나름대로 시행착오도 필요하니 너무 길게 간격을 두지는 말고 합쳐서 3일에서 7일 동안은 시도해보는 것이 좋습니다.

물론 먹는 식품의 칼로리만 분명히 알 수 있다면 편의점 식품으로 한정하지 않아도 괜찮습니다. 프랜차이즈 도시락전문점이라면 대개 칼로리 표시 라벨이 붙어 있습니다. 프랜차이즈 식당도 메뉴에 칼로리가 표시되어 있는 곳이 많고, 패밀리레스토랑 메뉴에도 흔히 칼로리가 표시되어 있습니다. 편의점뿐 아니라 그런 도시락전문점이나 프랜차이즈 식당, 패밀리레스토랑 등도 폭넓게 활용하면 총칼로리 작전을 수행하기가 훨씬 쉬워집니다.

만약 칼로리 표시가 없는 음식을 먹었다면 스마트폰으로 비슷

한 식품의 칼로리를 검색하여 적어 두었다가 나중에 합계를 내면 됩니다. 그 방법이면 외식에서 먹게 되는 여러 가지 음식이나 직접 만든 요리를 먹을 때도 대응할 수 있어서 작전을 수행하기 쉬워질 것입니다.

요즘은 훌륭한 영양관리 앱도 많이 있으니 칼로리 숫자를 파악하는 데 활용하는 것도 좋습니다.

요컨대 이 단계에서 가장 먼저 해야 하는 것은 '희망 체중이 되기 위해 자신이 섭취해도 좋은 칼로리'를 실제 식사량으로서 파악하는 것입니다. 그러려면 일단 하루 총 섭취 칼로리를 계산해야 하니 일단은 식사의 영양균형 등은 외면해도 됩니다. 마찬가지로 식품첨가물 등의 문제도 잠시 옆으로 치워둡니다. 설령 달달한 빵이나 컵라면 등 건강하지 않은 메뉴가 계속되더라도 우선은 '이렇게 먹으면 하루 총칼로리양은 이만큼이구나!'를 아는 것이 중요합니다. 물론 영양균형이 좋은 건강한 음식들로 합계 칼로리를 만들어내면 더할 나위 없겠지만 처음에는 영양면에 너무 신경 쓰지는 말고 작전을 수행하는 편이 좋습니다.

이렇게 계속 칼로리에 신경 쓰면서 먹는 것을 선택하다 보면 어느 순간 그 식품을 딱 보기만 해도 대략적인 칼로리를 알 수 있게 됩니다. 드디어 칼로리 감각이 생긴 것이지요. 칼로리 감각을 갖추게 되면 칼로리 표시가 없는 식품이라도 "이 음식은 대략 200kcal 정도겠네. 이 불고기 도시락은 칼로리가 엄청 높으니까 먹지 말아야겠어." 같은 판단을 즉각적으로 할 수 있게 됩니다.

그렇게 되면 더 이상 일일이 칼로리 표시를 보지 않아도 하루에 먹어도 되는 양을 지킬 수 있게 됩니다. 그러면 다음 단계로 넘어가 몸에 유해하지 않은 것을 먹도록 유의하면 됩니다. 이 작전은 어디까지나 총칼로리 감각을 갖추기 위한 연습입니다. 그러니 심신의 건강을 유지하는 데는 칼로리 이외에도 단백질이나 비타민 등 영양소를 고려할 필요가 있습니다. 다행히 몸에 좋다고 여겨지는 식품은 칼로리가 낮은 경우가 많습니다.

'먹어도 되는 양'을 따지는 것은 사실 그렇게 힘들지 않다

여기서는 편의점 작전 즉 총칼로리 작전의 전형적인 예를 소개하겠습니다. 앞에서 예를 들었던 A씨(남성, 현재 체중 75kg)와 B씨(여성, 현재 체중 58kg)가 다시 등장합니다.

우선 A씨의 경우입니다. A씨는 75kg인 체중을 68kg으로 줄이려고 합니다. 계산 결과, 하루에 먹어도 되는 양은 2312kcal까지로 나왔기 때문에 지금껏 먹어 온 양에서 하루에 238kcal씩 줄여서 로지컬 다이어트에 도전합니다.

A씨가 사는 집 근처에는 편의점이 있어 연휴를 이용해서 편의점 식품만 먹는 작전을 결행했는데, 어느 하루의 합계 칼로리는 다음과 같습니다.

체중 75kg인 남성 A씨의 하루 메뉴

현재 체중 **75kg**
희망 체중 **68kg(-7kg)**
하루에 먹어도 되는 양 : **2312kcal**까지
하루에 줄여야 하는 양 : **238kcal**

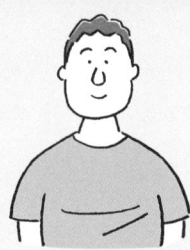

🍙 아침

삼각김밥(연어)	158kcal
삼각김밥(치킨마요)	186kcal
콘샐러드	90kcal
캔커피(가당)	50kcal

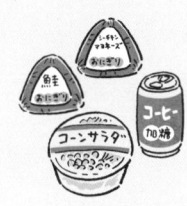

🍙 점심

샌드위치(믹스)	325kcal
빵(팥앙금 & 마가린)	521kcal
야채주스(작은 팩)	70 kcal

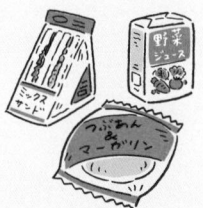

저녁

삼색소보로 도시락	620kcal
치킨너겟(5개)	280kcal
야채샐러드	43kcal
유산균 음료(작은 팩)	100kcal

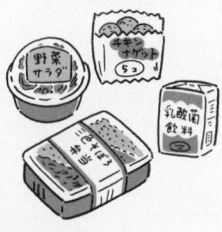

하루 합계   2443kcal

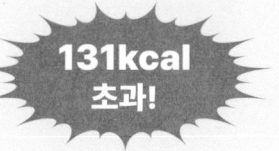

131kcal 초과!

3장 실천, 로지컬 다이어트!

신중하게 골랐는데도 A씨는 하루에 먹어도 되는 양에서 131kcal 초과했습니다.

그날 먹은 칼로리를 다시 살펴보니 점심에 먹은 빵(팥앙금과 마가린)의 521kcal가 특히 칼로리가 높았던 것을 확인했습니다. 그래서 그 빵 대신 샌드위치(325kcal)로 바꾸면 합계 2247kcal가 되어 하루에 먹어도 되는 양 2312kcal를 초과하지 않는다는 것을 알게 되었습니다. 이렇게 시행착오를 겪으면서 자신이 먹어도 좋은 양을 알아가는 것이 중요합니다.

다음으로 B씨의 경우입니다. B씨는 58kg인 체중을 53kg으로 낮추려고 합니다. 계산 결과, 하루에 먹어도 되는 양은 1802kcal까지로 나왔기 때문에 지금껏 먹어 온 양에서 하루에 170kcal씩 줄여서 로지컬 다이어트에 도전합니다.

B씨는 아침은 편의점에서 사온 식품으로, 점심은 회사 근처 식당에서, 저녁은 집 근처 도시락가게에서 산 도시락으로 로지컬 다이어트를 진행했는데, 어느 하루의 합계 칼로리는 다음과 같습니다.

체중 58kg인 여성 B씨의 하루 메뉴

현재 체중 58kg
희망 체중 53kg(-5kg)
하루에 먹어도 되는 양 : 1802kcal까지
하루에 줄여야 하는 양 : 170kcal

아침

아메리칸 클럽하우스샌드위치   380kcal
행인두부 56kcal
우롱차 0kcal

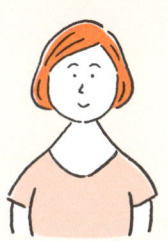

점심

오늘의 메뉴 592kcal
(새우와 버섯 파스타,
스프 & 미니샐러드)
블랙커피 0kcal

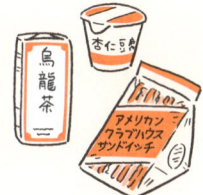

저녁

치즈치킨까스 도시락 ....   639 kcal
시금치와
버섯 갈릭버터샐러드 ....   95 kcal
녹차 ....   0 kcal

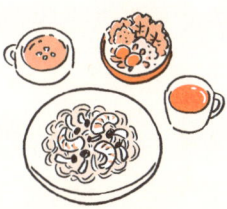
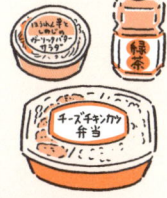

하루 합계   1762kcal

먹어도 좋은 양을
훌륭히 클리어!

B씨는 하루에 먹어도 되는 양인 1802kcal 이하를 지키는 데 성공했습니다. 먹고 싶은 음식을 억지로 참은 것도 아닌데 세 끼 모두 음료의 칼로리를 제로로 만든 점이 효과를 나타낸 것입니다. 이 총칼로리양의 감각으로 매일 계속하면 확실하게 칼로리 수지를 마이너스로 만들어 체중 5kg 감량을 달성할 수 있습니다.

이처럼 외식이나 도시락 위주의 메뉴라도 총칼로리양에 신경을 쓰면 착실하게 살을 뺄 수 있습니다. A씨와 B씨의 예를 보아도 알 수 있듯 체중 7kg 감량, 체중 5kg 감량 같은 목표를 달성하는 데 그렇게 엄격한 칼로리 제한이 필요하지는 않습니다.

'아니 이렇게 평범하게 먹어도 되는 거였어?'라는 생각이 들지요. 이것은 '희망 체중이 되기 위해 먹어도 좋은 양'의 상한선을 명확하게 드러냈기에 가능한 것입니다. 앞에서 설명한 것처럼 무작정 먹는 양을 줄이려고 하면 덜 줄이거나 너무 줄이게 될 수도 있습니다. 하지만 상한선을 알고 있어서 '가능한 한 이 선은 넘기지 않겠다'는 행위는 작은 노력으로도 조절할 수 있습니다.

일단 도전해보는 게 필요합니다. 며칠만 해보면 생각보다 금세 '여기서 돈까스정식을 주문하고 한도를 채울까, 아니면 생선구이정식으로 하고 여유분 칼로리만큼 다른 메뉴를 추가할까?' 같은 머릿속 계산을 하게 될 것입니다. 그것이야말로 소풍 전날 아이가 간식을 고를 때처럼 정해진 한도 내에서 즐기며 먹을 것을 선택하는 것 아닐까요?

이렇게 해서 칼로리를 조절할 수 있게 되었다면 기쁘게도 로지컬 다이어트의 제1관문을 돌파한 것입니다. 다만 제1관문은 희망 체중이 되기 위해 필요한 칼로리를 '머리로 이해한' 단계이지 아직 몸으로 이해한 단계는 아닙니다. 참는다는 느낌이 전혀 없이 '이게 평소 내가 먹는 식사량'이라고 생각할 수 있게 되어야 비로소 진짜라고 인정할 수 있습니다. 머릿속에서는 희망 체중에 걸맞은 식사량이 '이제 습관이 됐다'고 생각할지라도 몸에서는 아직 '평소 먹던 식사량과 달라 어쩐지 부족하다'고 느끼고 있을 가능성도 있습니다.

그런 몸의 위화감이 전부 사라지고 참는다는 감각 없이 자연스럽게 식사를 대할 수 있게 되는 것이 이후의 목표입니다.

근력운동은
세 가지만 하면 된다

이어서 로지컬 다이어트에서 어떤 운동을 하면 좋을지 살펴보겠습니다.

2장에서 이미 살펴봤듯이 다이어트를 할 때 운동의 주목적은 어렵지 않게 살이 빠지는 몸의 토대를 만드는 것이고, 매일 근력운동이나 유산소운동을 하여 근력과 심폐기능을 높이고 일상의 활동량을 높이는 데 노력하는 것이 좋습니다.

여기서는 구체적으로 어떤 운동 메뉴를 통해 근력과 심폐기능을 향상시킬 수 있는지를 중심으로 설명하겠습니다.

우선 근력운동은 활동량을 늘리는 데 빼놓을 수 없습니다. 하지만 로지컬 다이어트를 효율적으로 진행하기 위해서라면 헬스장에 가서 덤벨이나 머신을 이용해 단련하는 하드트레이닝을 할 필요가 없습니다. 흔히 하는 '팔굽혀펴기, 복근운동, 스쿼트' 이 세 가지 트레이닝이면 충분합니다.

이 세 가지 운동을 제대로 할 수 있다는 것은 무거운 물건을 들고 걷거나 계단을 뛰어올라갈 정도의 근력이 있다는 뜻입니다. 매일 근력을 유지하여 무거운 물건을 운반하거나 계단을 급하게 올라갈 수 있을 정도의 활동력을 갖추는 것이 곧 '살 빠지기 쉬운 토대 만들기'로 이어지는 것입니다.

목표 횟수는 '팔굽혀펴기 10회, 복근운동 20회, 스쿼트 20회'를

1세트로 해서 초보자는 1세트만 해도 되지만 익숙해지면 2~3세트를 합니다. 팔굽혀펴기 10회, 복근운동 20회, 스쿼트 20회 정도의 운동은 어딘가를 다치지 않는 한 초등학생도 할 수 있는 강도의 트레이닝입니다. 따라서 이걸 한다고 근육이 울룩불룩해지는 일은 없습니다. 반대로 이 정도도 할 수 없다면 근력이 너무 떨어진 상태라는 반증이니 이것만큼은 어떻게든 해내도록 노력해야 합니다. 나아가 2~3세트를 여유롭게 할 수 있는 사람이라면 좀 더 부하를 높이는 게 일상생활에서 쉽게 활동량을 늘리는 방법입니다.

그러면 세 가지 근력운동의 방법과 비결을 간단하게 소개하겠습니다.

팔굽혀펴기(가슴 주위 강화)

팔굽혀펴기는 머리부터 엉덩이까지의 라인을 일직선으로 만든 자세로 몸을 들었다 내리는 것이 요령입니다. 이 자세를 유지하며 들었다가 내리면 가슴 근육뿐 아니라 체간의 근육 등에도 확실하게 힘이 들어갑니다. 이 자세를 유지하면서 '양손과 양발 끝으로 지면을 강하게 밀어내는' 듯한 요령으로 실시하면 됩니다.

팔굽혀펴기를 할 때 등이나 허리를 젖히거나 배를 바닥으로 떨어뜨린 자세로 하면 체간의 힘이 쓰이지 않고 팔의 힘만으로 몸을 들고 내리는 것이 되고 맙니다. 이것은 전신을 사용해 니트를 높이는 트레이닝이 되지 않기 때문에 살이 빠지는 토대 만들기에 도움이 되지 않습니다. 정확한 자세로 전신을 사용해서 몸을 들었다 내리도록 유의하세요.

복근운동

복근운동은 '크런치'라고도 하는데 과거부터 많이 하던 메뉴입니다. 몇 가지 방법이 있지만 여기서는 '무릎을 구부려 다리를 올린 상태에서 운동하는 방법'을 소개합니다.

첫 번째 요령은 머리부터 등까지의 라인을 일직선으로 하여 '가슴부터 앞으로 나가는' 느낌으로 상체를 올리는 것입니다. 이 자세로 상체를 올리고 내리면 복직근(배 중앙의 근육)에 충분한 힘이 들어가서 체간을 효율적으로 단련할 수 있습니다.

주의해야 할 것은 등은 바닥에서 뜨지 않은 채 머리만 힘껏 앞으로 움직여서 '하는 흉내만' 내는 자세입니다. 머리를 많이 움직이면 복근에는 힘이 들어가지 않고 목에만 힘이 들어가 충분한 트레이닝 효과를 얻을 수 없습니다. 따라서 머리를 움직이는 것이 아니라 머리부터 등의 라인을 일직선으로 유지하면서 배 근육의 힘만으로 상체를 올리고 내리도록 유의하세요.

스쿼트(다리와 엉덩이 강화)

스쿼트는 체간의 근육, 엉덩이 근육, 허벅지 근육, 종아리 근육 등 하반신의 근육을 전부 단련할 수 있는 메뉴입니다.

요령은 '무릎을 굽혔다 편다'는 감각이 아닌 '몸을 똑바로 아래로 내렸다가 똑바로 밀어 올리는' 감각으로 실시하는 것입니다. 발꿈치가 뜨지 않도록 단단히 지면에 붙인 채 실시하면 됩니다. 자동차 타이어를 교체할 때 잭으로 들어올리는 모습을 떠올려보면 됩니다. 무릎만 앞으로 많이 내밀거나 반대로 엉덩이만 뒤로 빼는 것이 아니라 상체와 허벅지 각도와 허벅지와 무릎 각도가 언제나 같도록 상하운동을 하세요.

수직으로 내렸다가 수직으로 세우는 상하운동을 반복하면 체간과 엉덩이, 허벅지의 근육 등에 단단하게 힘이 들어갑니다. 세웠다 앉을 때 발바닥으로 지면을 밀어내는 느낌으로 하면 좋습니다. '밀어내는 감각'을 가지면 더 효율적으로 하반신 근육을 단련할 수 있습니다.

흔히 엉덩이를 뒤로 빼거나 양손을 앞으로 내민 자세로 스쿼트을 하는 사람이 있는데 이 자세로는 복근에 힘이 들어가지 않고 허리가 젖혀지기 때문에 요통의 원인이 되기도 합니다. 스쿼트은 어디까지나 수직상하운동이어서 이처럼 상체를 앞으로 숙여 엉덩이를 내민 자세는 충분한 근력운동 효과를 얻을 수 없다는 것을 염두에 두어야 합니다.

근력운동 메뉴 1

팔굽혀펴기 (가슴 주위 강화)

초보자 10회(1세트) 익숙해지면 2~3세트

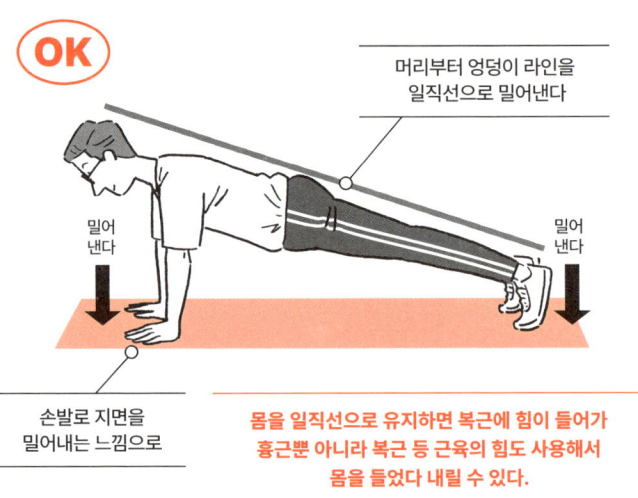

OK

머리부터 엉덩이 라인을
일직선으로 밀어낸다

밀어
낸다

밀어
낸다

손발로 지면을
밀어내는 느낌으로

몸을 일직선으로 유지하면 복근에 힘이 들어가
흉근뿐 아니라 복근 등 근육의 힘도 사용해서
몸을 들었다 내릴 수 있다.

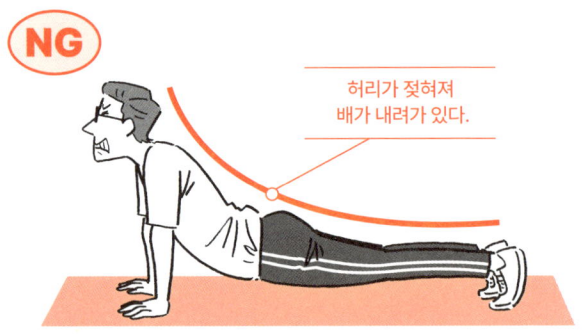

NG

허리가 젖혀져
배가 내려가 있다.

허리가 젖혀져 배가 내려간 자세로 하면 가슴이나 복근에
힘이 들어가지 않아 팔힘만으로 몸을
들었다 내릴 수밖에 없게 된다.

근력운동 메뉴 2

복근운동

초보자 20회(1세트) 익숙해지면 2~3세트

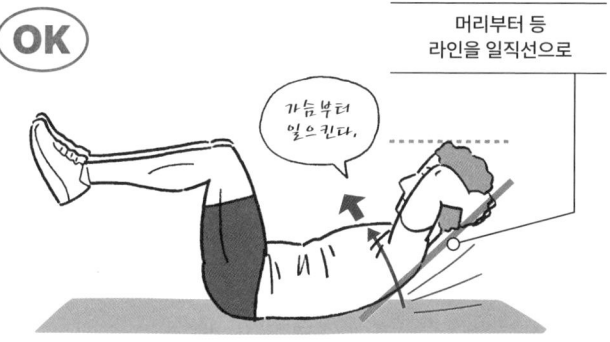

머리부터 등 라인을 일직선으로 유지하면서 가슴부터 나간다는 느낌으로 상체를 일으키면 좋다. 이렇게 하면 복근이 효율적으로 단련된다.

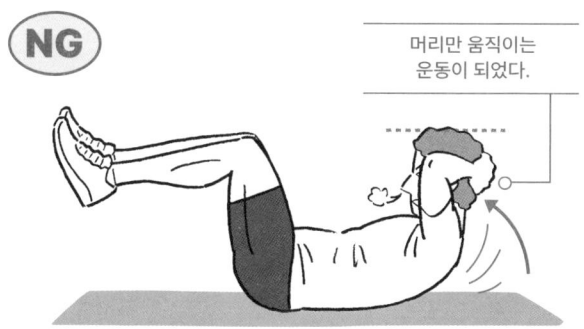

머리를 들어올리는 데 중점을 두면 복근은 거의 사용되지 않고 머리만 올렸다 내렸다 하는 운동이 되고 만다.

근력운동 메뉴 3

스쿼트 (다리와 엉덩이 강화)

초보자 20회(1세트) 익숙해지면 2~3세트

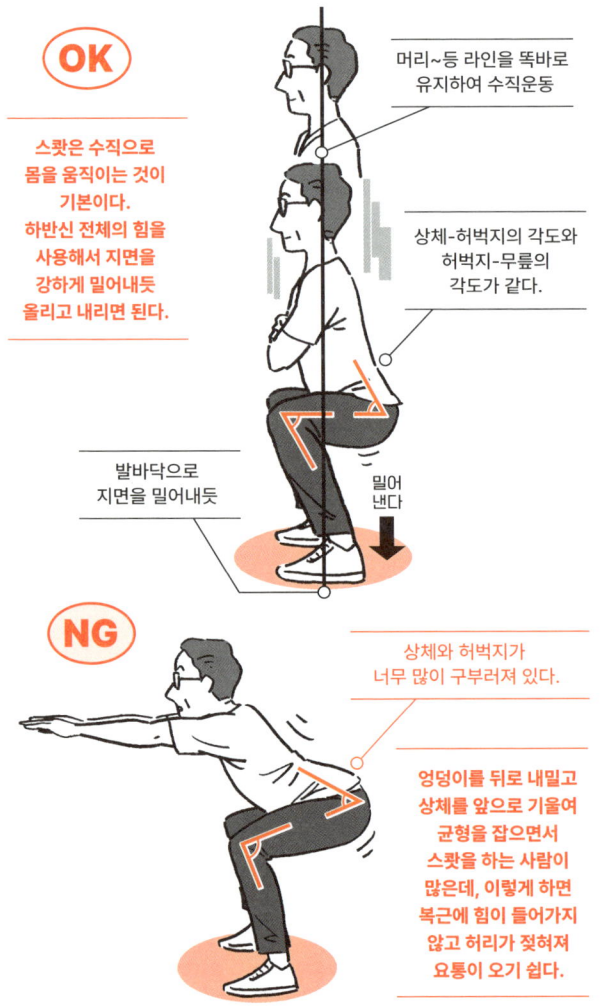

OK

스쿼트는 수직으로 몸을 움직이는 것이 기본이다.
하반신 전체의 힘을 사용해서 지면을 강하게 밀어내듯 올리고 내리면 된다.

머리~등 라인을 똑바로 유지하여 수직운동

상체-허벅지의 각도와 허벅지-무릎의 각도가 같다.

발바닥으로 지면을 밀어내듯

밀어 낸다

NG

상체와 허벅지가 너무 많이 구부러져 있다.

엉덩이를 뒤로 내밀고 상체를 앞으로 기울여 균형을 잡으면서 스쾃을 하는 사람이 많은데, 이렇게 하면 복근에 힘이 들어가지 않고 허리가 젖혀져 요통이 오기 쉽다.

유산소운동 후의 작은 보상

다음은 유산소운동입니다.

개인차가 있지만 유산소운동은 심박수 135~140을 20분 동안 유지할 수 있는 정도의 운동 강도가 적절합니다. 걷기운동이나 달리기도 좋고, 헬스장에서 에어로빅을 하거나 자전거를 타는 것도 좋습니다. 초보자는 '심박수 135를 20분 동안' 유지하기 정도로 기준을 잡으면 되고, 어느 정도 운동에 자신이 있는 사람은 '심박수 140을 20분 동안' 정도로 시작하면 됩니다.

물론 20분 이상 할 수 있다면 30분이나 1시간을 해도 좋습니다. 빈도는 일주일에 1~2회면 됩니다. 평일에는 업무 등의 이유로 시간을 낼 수 없다면 휴일에 조금 멀리까지 걷는다거나 근처 공원을 기분좋게 달리는 식으로 계속해도 좋습니다.

달릴 수 있다면 가능한 한 달리세요. 심폐기능을 높여 활동량을 늘리는 데는 자신에게 '조금 힘들다고 느끼는 정도의 운동'을 의식적으로 부과하는 편이 좋습니다. 물론 천천히 달리는 것조차 힘든 사람은 걷기운동이나 산책부터 시작해도 괜찮습니다. 다만 그 경우도 익숙해지면 조금씩 운동 강도를 높이려 노력하는 게 중요합니다.

이렇게 계속하다 보면 틀림없이 긴 거리를 걷는다거나 오랜 시간 몸을 움직여서 작업을 하는 것이 힘들지 않게 됩니다. 쉽게 지치지 않고 피로가 쌓여도 빠르게 회복됩니다. 자연스럽게 날마다 진행되는 활동이 활발해지고 활동범위가 넓어져서 그 일상 활동량 증가가 로지컬 다이어트에 좋은 영향을 미치게 되는 것입니다.

유산소운동을 할 때 '체지방을 줄이는 효과는 기대하지 않는 편이 좋다'고는 했지만, 미미하나마 칼로리 소비가 늘어나는 것은 사실입니다. 예를 들어 30분 동안 걷기운동을 하면 120kcal, 30분 동안 조깅을 하면 250kcal 정도의 에너지가 소비됩니다. 비록 적은 칼로리 소비량이지만 다이어트 중에는 '이 적은 양'이 정말 소중하게 느껴지기도 합니다.

만약 로지컬 다이어트의 '편의점 작전'을 실행하는 상태에서 이런 유산소운동을 했다면 '오늘은 30분 걸어서 120kcal 소비했으니 120kcal만큼 더 먹어도 되지 않을까?'라고 기대할 수도 있습니다. 얼마든지 있을 수 있는 발상입니다. 다만 '운동을 열심히 한 만큼의 작은 보상' 같은 감각으로 한 가지 음식을 더하는 정도에서 그쳐야 합니다. 많이 먹고 그만큼 운동으로 소비하려는 것이 아니라, 많이 운동한 만큼만 더 먹어도 된다는 사고방식이 중요합니다. 처음부터 더 먹는 것을 전제로 하는 것은 로지컬 다이어트의 발상과는 어긋나니 주의해야 합니다.

30분 걷기운동을 했을 때의 에너지 소비량인 120kcal에 해당하는 편의점 식품에는 커스터드푸딩, 컵요거트, 아이스크림, 코코아 등이 있습니다. 그러니 하루에 먹어도 되는 양에다가 보상으로서 이런 음식을 살짝 추가하는 정도라면 괜찮습니다. 조깅 30분이면 소비 칼로리 250kcal니까 조금 더 좋은 보상을 해도 됩니다.

틀림없이 이런 '작은 보상'은 다이어트 중 유산소운동을 계속하기에 훌륭한 동기부여가 될 것입니다. '오늘은 정말 열심히 땀을 흘렸으니 평소보다 조금 더 맛있는 걸 먹을 수 있다'는 기대가 있으면 트레이닝에도 열의가 생길 테지요.

하지만 자신이 땀 흘린 운동량은 과대평가하기 쉬우니 그 점을 주의하세요. 거듭 말하지만 유산소운동에 의한 소비 칼로리는 정말 미미합니다. 그 적은 소비량을 크게 해석해서 칼로리 높은 음식을 섭취하면 그것은 그야말로 과식이지요.

그러니 큰 기대감을 버리고 운동을 열심히 한 만큼 아주 조금 이득이라는 정도의 '작은 기대감'으로 두는 것이 중요합니다. 어디까지나 '살짝 플러스알파'라는 느낌을 잊어서는 안 됩니다.

습관으로 정착하기까지는 최소 3개월

이렇게 칼로리 섭취량을 조절하면서 근력운동이나 유산소운동을 병행하여 활동량을 늘리면 자연히 칼로리 수지가 마이너스가 되어 매일 조금씩 체지방이 감소하게 됩니다.

여기까지 왔으면 일단 로지컬 다이어트가 궤도에 올랐다고 봐도 됩니다. 실제로 시도한 사람들에게 어땠는지 물으면 '이만큼 오기까지 생각보다 힘들지 않았다, 제법 수월했다'는 대답이 대부분입니다.

　그도 그럴 수밖에 없는 것이 A씨와 B씨의 예에서 본 것처럼 '엄청난 고칼로리 식품'이나 '디저트, 과자류, 단 음료' 등을 먹지 않도록 조심하기만 하면, 평소와 그리 많이 다르지 않은 식생활을 할 수 있습니다. 오히려 다이어트를 위한 식이 제한치고는 상당히 쉽다고 해도 좋을 것입니다.

　하지만 여기서 안심해서는 안 됩니다. 왜냐하면 로지컬 다이어트에서 넘어야 할 산은 지금부터이기 때문입니다. 이 산은 바로 '습관의 정착'입니다. 로지컬 다이어트에서는 단순히 살이 빠지는 것만이 아니라 '절대 요요현상이 오지 않는 몸이 되는 것, 두 번 다시 살찌지 않는 몸이 되는 것'을 최종 목표로 합니다.

　이 최종 목표를 달성하려면 희망 체중이 되기 위한 칼로리 섭취량이나 운동량, 활동량을 철저하게 '습관화'시켜야 합니다. 이제 절대 살찌지 않는다고 확신할 수 있는 수준까지 확실하게 습관을 정착시키는 데는 적어도 3개월의 시간이 필요합니다. 최소 3개월의 '습관 정착 기간'을 무사히 넘기는 것이 로지컬 다이어트가 넘어야 할 가장 높은 산입니다.

　습관의 정착에 필요한 시간이 최소 3개월이라는 것은 나름대로 근거가 있는데, 우리 생활에는 보통 3개월에 한 번 정도 어떤 이벤트가 일어나기 때문입니다. 그 이벤트는 업무의 폭주일 수도 있고, 아이의 입학식일 수도 있으며, 다치거나 병에 걸리거나 사고를 당하는 등 사건이 생길 수도 있고, 가까운 사람이 결혼을 하거나 장례식에 가야 하는 일이 있을지도 모릅니다. 어쨌든 생활하면서 3개월에 한 번 정도는 평소와 크게 다른 '무언가'가 생기는 경우가 많습니다.

그런 이벤트가 있으면 그때까지 다이어트를 열심히 하다가도 '지금 다이어트에 신경 쓸 때가 아니야.'라거나 '할 수 없네. 잠깐 중지하고 평소대로 먹자.'고 생각하게 되기 십상입니다. 그렇게 과식한 날이나 운동을 못 한 날이 생깁니다. 그럴 수 있겠다는 생각이 들지요.

로지컬 다이어트는 절대 그건 허락할 수 없다고 말하는 것이 아닙니다. 애초에 그런 날이 있더라도 그 날을 예외로 여기고 다음 날부터 다시 습관을 이어가면 됩니다. 하루 과식하는 정도로는 살찌지 않습니다. 거기에 실망하는 것은 매일 체중을 기록하며 일희일비하는 것과 마찬가지입니다. 괜찮습니다. 습관화하면 반드시 살이 빠집니다.

뒤집어 말하면 그런 유혹, 문제, 사건에 휘둘리더라도 다음 날부터 다시 평소대로 살 빠지는 습관을 지킬 수 있다면 두 번 다시 살찌지 않는 '진짜'라고 인정할 수 있는 것이지요.

그래서 3개월이 최소한의 선이며, 가능하면 좀 더 여유를 가지고 6개월 정도는 '습관 정착 기간'으로 보는 편이 좋습니다. 이 산을 넘으려면 장기전을 각오해야 한다는 생각으로 로지컬 다이어트를 확실하게 습관들여 자신의 것으로 만들기 바랍니다.

살 빠진 상태를 평생 유지할 수 있으면 진짜 다이어트 성공자

로지컬 다이어트를 시작하고부터 벌써 3개월 이상 지났다고 가정해보겠습니다.

여태까지 하루하루 '희망 체중이 되기 위해 먹어도 좋은 양'을 유지해왔고, 조금씩 칼로리 섭취량을 줄이며 계속 노력했습니다. 근력과 심폐기능을 높이는 활동량을 늘리기 위해 착실하게 운동도 했습니다. 그 덕분에 목표 체중 도달이 눈앞에 와 있습니다. 눈으로 보아도 쓸데없는 지방이 빠져 스타일과 체형에도 멋지게 효과가 드러나고 있습니다.

습관 정착 노력을 3개월 이상 계속했다면 '이제 나는 무슨 일이 있어도 괜찮다, 앞으로 이 식사와 운동을 유지하면 이 체중을 유지할 수 있겠다'는 확고한 자신감이 붙었을 것입니다. 인내와 고통은 이제 현재의 자신과는 전혀 관계없는 사항이 되었습니다. 지금의 칼로리를 매일 계속 섭취하는 것이 이제는 그야말로 '보통 일'이 되었습니다. 어느덧 그런 경지에 도달한 것입니다.

이 정도로 습관이 정착되었다면 '음식 센서'가 만들어집니다. 예를 들어 마트나 편의점에서 맛있어 보이는 음식이 진열된 선반을 보면 보자마자 '이건 필요하고, 저건 필요없겠네.' 같은 판단을 할 수 있게 됩니다. 자신 안의 칼로리 센서가 자동적으로 작동해서 자신에게 필요한 음식과 불필요한 음식이 바로바로 분류되는 것이지요.

좀 더 구체적으로 예를 들면, 살이 쪘을 때는 늘 감자칩 한 봉지씩을 뚝딱 해치웠던 사람이 이 단계가 되면 먹고 싶어지지도 않을뿐더러 아예 과자봉지를 뜯을 생각조차 들지 않습니다. 살이 쪘던 때는 매일같이 햄버거가게에 들려 햄버거와 감자튀김을 먹어대던 사람도 이 단계까지 오면 햄버거가게에 들어가려고도 하지 않습니다.

그렇다고 그런 음식이 싫어진 것은 아닙니다. 물론 먹고 싶은데 참고 있는 것도 아닙니다. 그저 커다란 감자칩 봉지를 보거나 햄버거가게 앞에 서면 즉각 '칼로리 센서'가 발동해서 '지금 나는 저걸 먹을 필요가 없지!'라는 판단을 하는 것입니다. 그런 감각으로 식탐이 일지 않게 되는 것이지요.

만약 이런 감각이 몸에 배어 있다면 그것은 습관이 완전히 정착해서 다이어트의 산을 넘었다는 증거입니다. 이제 무슨 일이 있어도 결코 폭식을 하는 일은 없을 것입니다. 정식으로 '로지컬 다이어트의 성공자'라고 인정하는 데 부족함이 없습니다.

하지만 여기서 끝이 아닙니다. 다이어트라는 것은 지속할 수 없다면 의미가 없습니다. 아무리 자신이 정한 다이어트 목표를 달성했더라도 살이 빠진 몸을 계속 유지하지 못한다면 그때까지 한 노력은 무의미해집니다.

로지컬 다이어트로 '살이 빠졌다'는 것은 뇌도 몸도 그 칼로리를 받아들여서 자신의 몸과 마음이 지금의 식사량과 운동량을 전부 납득했다는 뜻이기도 합니다. 이처럼 뇌와 몸이 현상태를 납득한다면 결코 되돌아가려는 힘은 작동하지 않습니다. 말하자면 뇌도 몸도 현재의 살 빠진 상태야말로 자신의 컴포트존이라고 인식하는 것입니다. 그것은 바로 '요요현상이 생기거나 살이 찔 가능성이 대단히 낮은 상태'이며 '살이 빠진 몸을 유지하기 쉬운 상태'라고 말할 수 있습니다.

그러니 이 상태를 계속하지 않으면 손해입니다. 시작하는 글에서도 이야기했듯 로지컬 다이어트는 두 번 다시 살찌지 않는 몸을 갖게 하여 날씬한 사람으로 다시 태어나기 위한 방법입니다. 그러니 이 다이어트 방법을 이용해 살 빠진 사람으로 다시 태어나기 바랍니다. 이번 기회를 계기로 두 번 다시 살찐 사람의 세계로 돌아가지 않겠다는 각오를 굳게 다지고, 죽는 날까지 날씬한 사람의 세계에서 살아가겠다는 결의를 다지세요.

그리고 진짜 다이어트 성공자가 되기 바랍니다. 성공자가 걷는 인생길에는 분명 더 건강하고 더 행복한 미래가 기다리고 있을 것입니다.

제4장

다이어트에는
인생을 바꾸는 힘이 있다

꿈꾸던 미래를 논리적으로 붙잡는다

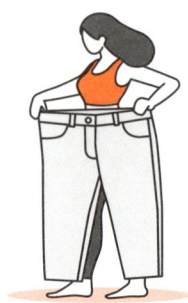

몸의 변화는 곧바로 자신감으로 이어진다

'다이어트에는 사람을 바꾸고 인생을 바꾸는 힘이 있다!'

나는 그렇게 확신합니다. 몸의 변화만큼 직접적으로 자신감으로 이어지는 것도 없으니까요. 내가 지금까지 다이어트를 지도해 온 사람들 중에도 살이 빠진 뒤 자신감이 생겨 인생이 크게 달라진 이들이 많습니다.

살이 빠져 자신감이 생긴 이들의 변화에는 누가 봐도 눈에 띄는 점이 있습니다. 겉보기에 체형이 날렵해진 것은 물론이고, 얼굴 표정과 풍기는 분위기가 완전히 달라집니다. 온몸에서 자기긍정감이 뿜어져 나오고 태도나 동작에서도 '자신감의 아우라' 같은 것이 느껴집니다.

이전과 비교하면 정말 같은 사람이 맞나 싶습니다. 지금까지 로지컬 다이어트의 효과로서 '살찐 사람이 날씬한 사람으로 다시 태어난다'는 표현을 사용하곤 했는데, 정말 다시 태어났다고 표현할 수밖에 없을 정도로 놀라운 변화를 보이는 사람들이 많습니다.

이 정도로 달라지면 주위의 시선도 바뀌기 마련입니다. 살이 빠진 이후에는 아마 평소에도 자신감 넘치고 긍정적인 태도로 주변을 대했을 테니 업무나 인간관계에서도 자연스레 '이 사람은 확실하게 일하는 사람이다, 신뢰할 수 있다, 기대된다'는 시선을 받을 것입니다.

게다가 다이어트에 성공한 사람은 '내 길은 스스로 바꿀 수 있다, 나는 무슨 일이든 해낼 수 있다'는 의식이 높아져서인지, 어떤 일에 도전하거나 무언가를 달성하는 일에 열정적으로 달려듭니다. 실제로 업무나 어떤 일을 할 때 과제를 해결하고 성취하는 능력이 높아지는 경우도 많습니다.

이런 선순환으로 인해 업무에서 인정받고 높은 평가를 받아 승진하거나 큰 회사에서 스카우트 제안을 받는 등 한 단계 업그레이드되는 사람도 적지 않습니다. 업무에서만이 아니라 사적으로도 결혼을 하거나 꿈을 이루어 충일감을 느끼며 생활하는 빈도가 높습니다. 즉, 살이 찐 사람에서 날씬한 사람으로 다시 태어나면 그것을 계기로 그 사람의 인생이 더 나은 방향으로 바뀌는 것입니다.

이처럼 사람이 살이 빠지면 단순히 겉모습이 보기 좋아지는 것에서 그치는 게 아닙니다. 놀랄 만큼 막강한 '바뀌는 힘'이 생겨남니다. 살이 빠짐으로써 얻을 수 있는 자신감에는 우리가 막연히 상상했던 것 이상으로 사람을 변화시키는 큰 힘이 숨겨져 있는 것이지요.

9개월 만에 9kg 감량! 두 치수 아래 웨딩드레스를 입게 된 S씨

앞에서 몇 번 언급했지만, 무엇을 하든 '왜 이것을 하는지'를 이해하는 것은 중요합니다.

"로지컬 다이어트로 살을 빼고 싶어요. 지도해주세요."라며 찾아오는 사람들에게 우선은 면담을 통해 면밀하게 카운슬링을 합니다. 그 사람이 언제까지 어떤 몸을 만들고 싶어 하는지 희망사항을 들은 후 대략적인 다이어트 플랜을 설정합니다. 그러고 나서 '왜 이 플랜인지, 이 플랜을 실행하면 몸이 어떻게 달라지는지'를 철저하게 이해하도록 설명합니다. 앞으로 진행될 내용뿐 아니라 왜 이런 내용으로 진행하는지 그 이유를 완전히 이해하고 받아들이도록 만드는 것입니다.

왜냐하면 시작하기 전 첫 단계에서 그 점을 제대로 이해하고 있으면 다이어트의 성공 확률이 훨씬 높아지기 때문입니다. 즉, 이걸 하면 몇 개월 후에는 이렇게 된다는 점을 분명하게 알게 되면 자신이 왜 이것을 하는지 분명한 목적의식을 가지고 다이어트에 임할 수 있습니다. 그런 의식이나 사고방식을 가지고 있는지 아닌지가 대단히 큰 의미가 있는 것입니다.

여기서 예전에 다이어트 지도를 했던 S씨의 성공사례를 소개하겠습니다.

S씨는 공안직으로 근무하는 20대 여성이었습니다. 9개월 후에 결혼식을 앞두고 있는데 식을 올릴 때까지 살을 빼서 스타일을 개선하고 싶다며 우리 헬스장에 찾아왔습니다.

처음 만났을 때는 비만은 아니지만 살짝 통통한 인상이었습니다. 벙벙한 옷을 입고 있기도 했지만 체지방도 좀 있어서 전체적으로 둥글둥글한 느낌이었습니다.

S씨는 직업상 격투기를 하고 있어서 운동량이 많은 편이었는데도 전혀 살이 빠지지 않는 상태가 몇 년이나 이어지고 있다고 했습니다. 성격이 밝고 털털했지만 '살 빼고 싶어, 살 빠지면 좋겠어!'라는 말을 입에 달고 있었습니다. 그러면서도 실제로는 어떤 강한 계기나 자극이 없으면 좀처럼 시도하지 않는 유형이랄까요. 지금까지 몇 번 식이 제한 중심의 다이어트에 도전해봤지만 매번 도로 살이 쪘다고 합니다.

S씨의 희망은 결혼식 때까지 11kg을 빼는 것이었습니다. 왜 11kg인지 물으니 11kg을 빼면 10년 전 고등학교 시절 동아리 활동으로 소프트볼을 하던 때의 체중이 된다고 대답했습니다. 10년 전과 비교해서 생활환경이 크게 달라진 지금 고등학교 시절과 동일한 체중을 목표로 삼는다는 것은 그다지 현실적인 목표라고 할 수 없습니다. 그래서 현재 S씨의 생활환경에서 무리하지 않고 달

성할 수 있는 최적의 상태를 목표로 잡도록 권했습니다.

"S씨의 첫 번째 바람은 웨딩드레스를 입었을 때 사람들이 보기에 스타일도 좋고 아주 예쁘다고 생각하는 체형이 되는 거랬죠? 그러면 그걸 목표로 해보죠. 괜찮아요, 결혼식 때까지 확실하게 살 뺄 수 있어요. 다만 체중계 숫자는 상관없으니까 신경 쓰지 말아야 해요."

숫자에 연연하지 말라는 말에 S씨는 너무 의아한 표정을 지었기에 다시 말을 이었습니다.

"체중계 숫자에 집착하는 것보다 중요한 건 살 빠지는 생활 습관을 갖는 겁니다. 습관만 들면 어느새 알아서 살이 빠지게 되죠. 그런데 습관을 들이는 데는 매일 아주 조금씩이라도 칼로리를 줄이는 게 필요해요. 처음에는 요것만 줄여서 뭐가 되겠나 싶겠지만 매일같이 계속해서 당연한 습관이 되도록 하는 게 중요해요. 이 방식이라면 절대 도로 살이 찌지 않습니다."

S씨가 내용을 이해하고 공감한 뒤 그녀에게 맞는 방법으로 실천에 돌입했습니다.

먼저 S씨를 위한 식사 지도 내용은 다음과 같습니다.

1 배가 부르면 남긴다.
2 곱빼기 주문이나 공깃밥 추가를 하지 않는다.
3 의식적으로 칼로리가 적은 음식을 선택한다.

이 세 가지만 지키면 나머지는 평범하게 식사를 해도 좋습니다. 무엇이든 먹어도 되고 배불리 먹어도 됩니다. 지킬 것이 이게 전부인가 싶을 만큼 특별한 것이 없어 보이는 지도 내용입니다.

S씨에게 식이 제한 지도를 거의 하지 않은 데는 큰 이유가 있습니다. 카운슬링에서 S씨의 평소 식사 패턴을 파악해보니 항상 곱빼기를 주문하거나 밥을 한 공기 더 추가하며 상습적으로 과자를 먹는 경향이 있었고, 계산해보니 그 습관을 끊기만 해도 목표 체중에 가까운 섭취 칼로리가 된다는 것을 알았기 때문입니다. 3개월만에는 목표 체중에 도달하지 못하지만 6개월 정도면 틀림없이 달성할 수 있다는 예측이 가능했습니다.

S씨는 잠시 놀란 표정이었습니다. 아마도 '무엇무엇을 먹지 말 것, 식사 횟수를 줄일 것' 같은 더 엄격한 식이 제한을 해야 한다고 생각하고 있었을 테니까요. 하지만 이 규칙을 매일 지키고 습관이 들도록 하는 것이 첫 번째 승부처라고 설명하자 납득하고 "이 정도는 저도 지킬 수 있어요!" 하며 의욕을 보였습니다.

이어서 운동 지도 내용은 다음과 같습니다.

1 힙업을 위해 집에서 스텝박스 오르내리기 운동을 할 것
2 집에서 견갑골 운동(팔굽혀펴기 자세로 견갑골을 모으듯 조였다 풀기를 반복)을 할 것

이런 운동은 근력운동이라고 하기도 민망할 정도로 아주 간단한 운동입니다. 웨딩드레스를 입었을 때 스타일 좋게 보이려면 엉

덩이 높이나 쇄골, 견갑골 라인의 아름다움이 중요합니다. S씨의 경우는 평소에도 격투기 연습을 하고 있어서 체력에는 큰 문제가 없다는 점을 고려하여 이 두 가지 운동만으로 라인을 만들면 된다고 판단했습니다.

"네? 정말 이것만 하면 된다고요?"

S씨는 다시 당황했습니다. 아마도 매주 우리 헬스장에 다니며 엄격한 트레이닝을 받게 되리라 예상했을 테니까요. 하지만 "애초에 이건 살을 빼기 위한 운동이 아니라 스타일을 좋게 만들기 위한 운동이에요. 이걸 집에서 매일 10분 정도 계속하면 드레스가 어울리는 스타일이 될 수 있어요."라고 하자 이해한 모습이었습니다. "이 정도면 식사도 운동도 충분히 계속할 수 있어요."라며 후련한 표정으로 미소지었습니다.

S씨가 다음에 헬스장에 찾아온 것은 2개월 후였습니다. 들어오는 순간 확실히 S씨의 외모가 달라진 것이 보였습니다. 전신을 보면 체중을 거의 정확하게 예측할 수 있는 전문가의 눈에도 체중이 4kg 정도 줄어서 슬림해진 건 물론이고, 자세도 바르고 표정도 이전보다 환해졌습니다.

듣자니 최근 2개월 동안 메뉴를 제대로 지켜 습관으로 만들었다고 합니다. 결혼식은 약 반년 후로 다가왔는데 이 정도면 아름다운 스타일로 웨딩드레스를 입는 게 가능하겠다는 걸 S씨도 실감하고 있었고, 전문가로서도 확신했습니다.

"사실 오늘 웨딩드레스 치수 재러 가요."

S씨가 수줍게 꺼낸 말에 이렇게 보증해줄 수 있었습니다.

"두 치수 작게 주문해도 괜찮아요!"

그 후 스타일을 더 아름답게 만들기 위해 집에서 맨손으로 할 수 있는 운동을 안내했고, 주 1회 근처 헬스장에 다니면서 어느 정도 부하가 가해지는 근력운동을 수행하게 했습니다. 드디어 결혼식 당일, S씨는 참석한 친구와 친척, 가족들에게 '정말 스타일 좋아졌다, 몰라보게 예뻐졌어, 라인이 너무 예뻐' 등등 끊이지 않는 칭찬을 들었다고 합니다.

나중에 들은 이야기지만 S씨는 처음 헬스장에 찾아왔을 때 63kg이었는데 결혼식 때는 54kg으로 살이 빠졌다고 합니다. 9kg 체중 감량! 비록 처음부터 끝까지 우리 헬스장에서는 체중과 체지방을 재지는 않았지만 전문가의 눈으로 보아도 S씨는 정말 예쁘게 살을 뺐습니다. '살 빠지는 습관'을 계속하여 아름다운 스타일을 오래 유지하기 바랍니다.

S씨의 로지컬 다이어트 BEFORE / AFTER

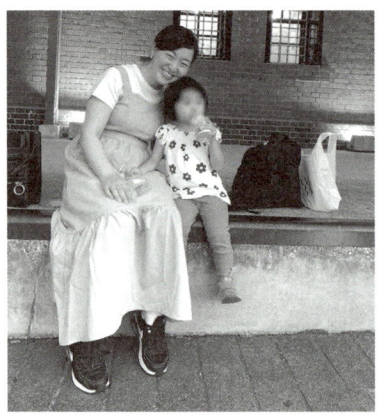 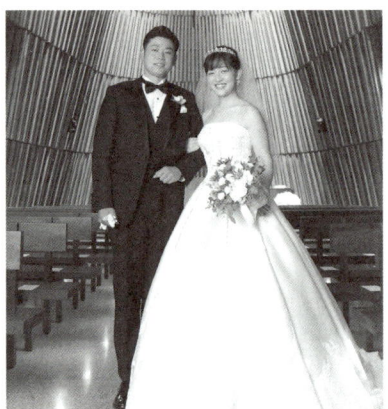

20대 여성 / 공안직 / 63kg → 54kg 9개월에 9kg 감량

S씨의 로지컬 다이어트 체험담

저는 운동이 특기여서 운동으로 살을 뺄 생각에 시미즈 선생님의 헬스장을 찾았습니다.

그런데 선생님은 '살을 빼려면 운동이 아니라 식사로 접근해야 한다, 체중계 숫자에는 연연할 필요가 없다, 평소보다 칼로리를 약간 줄이기만 하면 된다!' 등등 제가 지금까지 해오던 다이어트와는 전혀 다른 말씀을 하셨습니다.

처음에는 놀랐지만 선생님이 알려주신 것들을 매일 지켰더니 정말로 조금씩 살이 빠졌습니다. 그리고 그 식사에 익숙해질 무렵에는 결혼식 때까지 빼고 싶었던 목표를 달성할 수 있겠다는 확신이 들었습니다.

이렇게 자연스럽게 살이 빠질 수 있다니, 시미즈 선생님의 지도 덕분에 다이어트에 대한 사고방식이 180도 바뀌었습니다.

성공을 좌우하는 기준은 간절함의 정도

S씨 말고도 로지컬 다이어트를 통해 날씬한 몸으로 다시 태어난 사람은 많이 있습니다. 지면 관계상 여기서는 한 사람만 예를 들었지만 S씨의 경우를 보아도 알 수 있듯 로지컬 다이어트에서는 방법을 이해하고 그것을 습관으로 몸에 익히는 것이 가장 중요합니다. 자신의 습관으로 만들어 놓고 논리적으로 관리하기만 하면 그다음은 몸이 알아서 살이 빠지게 돌아가므로 자연히 좋은 결과가 따라옵니다.

로지컬 다이어트에 임하는 마음가짐 또한 매우 중요한 요소입니다. 그것은 다이어트에 진심으로 임할 마음이 어느 정도인가, 즉 간절함에 관한 이야기입니다.

왜 이런 이야기를 하는 걸까요? 다이어트로 살을 뺄 수 있는지 아닌지를 좌우하는 가장 큰 요인은 결국 마음가짐이라고 느끼기 때문입니다.

이를테면 '반드시 프로야구 선수가 될 거야!'라고 진심으로 바라는 사람과 '프로야구 선수가 되면 좋겠네.'라고 어렴풋이 생각하는 사람은 실현하려는 에너지가 다르고, 그 바람을 이루기 위한 연습량도 다릅니다. 청소년기부터 '프로야구 선수가 될 거야!', '드래프트 지명을 받아야지!' 하며 노력해온 사람은 자신 안에 엄청난 에너지를 품고 있는 것입니다. 재능이나 기술에 더하여 그

에너지가 꽉 들어찼을 때 비로소 프로의 길이 열립니다. 아마도 재능이나 기술은 있더라도 그런 에너지가 부족한 탓에 프로가 되지 못한 선수도 많이 있을 것입니다.

다이어트도 그와 마찬가지입니다. 얼마나 강하게 살을 빼고 싶다고 생각하는지 간절함의 차이가 큰 차이를 만들어내는 것입니다. 살을 빼고 싶다는 간절함이 적은 사람에게 다이어트를 위한 행동을 일으키기는 어려운 면이 있습니다. 그런 사람은 입으로는 살을 빼고 싶다고 말하면서도 막상 행동을 해야 할 때는 좀처럼 진심 모드가 되지 않습니다. 말로는 식이 제한을 하고 있다거나 집에서 운동을 한다고 하는데 몇 년이 지나도 거의 살이 빠지지 않는 사람이 너무도 많습니다.

원하는 결과가 나타나지 않는 이유는 무엇일까요? 방법이 틀렸거나 진심으로 하지 않거나 둘 중 하나입니다. 방법이 틀렸다면 지도하기가 수월하지만, 말과는 다르게 다이어트를 그다지 진심으로 생각하지 않는 사람이라면 어떤 올바른 방법을 지도해도 결국 제대로 하지 않겠지요.

SNS나 방송에서 다이어트에 성공한 사람의 모습을 볼 때는 '멋지다, 나도 살 빼고 싶어!'라고 생각하지만 살을 빼기 위한 노력을 시작해보자고 하면 좀처럼 스위치가 켜지지 않습니다. 즉 근본적인 부분에서 진심이 부족한 것입니다. 아마도 마음 어딘가에 '나는 이 정도로 만족해, 그렇게까지 애쓰지 않아도 되지.'라는 생각이 숨어 있을지도 모릅니다.

사실 그런 마음은 누구에게나 얼마간은 있을 테니 다이어트에 완전히 진심이 되지 못하는 자신을 부정할 필요는 전혀 없습니다. 모든 사람이 반드시 살을 빼야 하는 것은 아니니까요. 통통한 모습도 자기다운 개성 중 하나입니다. 만약 자신의 현재 모습에 그렇게 불만이 없다면 굳이 의지를 불태우며 다이어트를 해야만 한다고 생각하거나 다이어트에 대한 에너지를 모을 필요는 없겠지요.

하지만 "그럼 지금 이대로가 좋은 건가요? 계속 살이 찐 상태로 괜찮나요?"라고 물으면 대부분은 "아뇨, 지금 모습 이대로는 싫어요. 살을 빼고 싶은 마음은 있어요."라고 대답합니다. 살을 빼고 싶은 마음은 크지만 막상 시작하려니 망설여진다거나 다이어트에는 엄청 관심이 있지만 어쩐지 자신이 없어서, 뭔가 꼭 해야만 하는 상황에 처하면 진심으로 하게 될지도 모른다거나 누가 억지로 등 떠미는 큰 계기라도 있으면 열심히 할 수 있을 것 같다는 태도를 보이기 일쑤입니다.

이런 상황이 많이 재연되는 걸 보면, 어중간하게 고민하는 사람이 대단히 많은 게 아닐까요? 살을 빼고 싶다는 기분만 어정쩡하게 있고 왜 살을 빼야 하는지, 무엇을 위해 살을 빼는지 같은 구체적인 이유는 생각하지 못하는 것이지요.

어떻게 간절함의
정도를 높일까?

그러면 살을 빼기 위한 간절함의 레벨을 높이기 위해서는 대체 어떻게 해야 할까요? 다이어트에 대한 동기부여가 강하게 되어 진심 모드의 스위치를 누르게 만들 좋은 방책은 없을까요?

몇 가지 방법이 있습니다.

그 한 가지 수단이 '목표를 만드는 것'입니다. 스포츠선수들은 금메달을 따겠다는 목표를 세우고 최선의 체중으로 만들 필요가 생기면 무슨 일이 있어도 살을 빼기 위해 진심이 됩니다. 일반인들도 건강검진의 수치가 정상이 될 때까지 살을 빼겠다든가 맘에 드는 옷을 입을 수 있게 될 때까지 살을 빼겠다는 목표가 있으면 진심 모드 스위치를 켜게 됩니다.

앞에서 소개한 S씨의 경우에도 결혼식에서 두 치수 아래 사이즈의 웨딩드레스를 입고 싶다는 구체적인 바람이 동기부여하는 데 훌륭한 목표가 되었지요. 무엇이든 좋으니 이걸 달성하면 정말 행복하겠다 싶은 목표와 다이어트를 제대로만 연결지으면 해보자는 모드에 들어갈 확률이 높아집니다.

진심 모드 스위치가 켜지는 데는 주위 환경이나 자극도 매우 중요합니다. 직장을 옮겼는데 새로운 직장에 가보니 날씬한 사람들만 있고 뚱뚱한 사람은 자기 혼자뿐인 환경에 처하면 뭔가 해야겠다는 기분이 들겠지요. 게다가 친한 친구나 동료 중에 다이어트에 대한 의식이 높은 사람이 있어서 정말 좋은 방법으로 건강하게 살이 빠지는 모습을 옆에서 보았다면 '그렇다면 나도!'라고 생각하게 되겠지요.

바람과 에너지는 생각보다 쉽게 사람에서 사람에게 전염됩니다. 그 때문에 자극을 주는 사람이 곁에 있거나 의식이 높은 사람이 많은 환경에 있다는 요소는 좋은 영향을 받기 쉬워진다는 점에서 대단히 중요합니다.

다이어트와는 전혀 관계없는 일이지만, 나 자신도 최근 주위에서 자극을 받고 에너지 수위가 높아져 새삼 어학공부에 몰두하게 된 일이 있습니다.

트레이닝 지도를 하는 프로야구 선수 중에는 메이저리그를 노리는 강한 선수가 많은데 그들은 해외에 진출할 때를 대비해서 스스로 영어회화를 공부하기 시작했고 실력이 쑥쑥 늘고 있었습니다. 그들이 영어를 공부하기 시작하는 데는 메이저리그에서 활약 중인 기쿠치 유세이 선수의 존재가 크게 영향을 미쳤는데, 점점 영어를 잘하게 되는 그들을 옆에서 보다가 자극을 받아 '좋아, 나도 한번!' 하고 진심 모드의 스위치가 켜진 것입니다.

특히 인상 깊었던 방식이 있습니다. 영어 코칭을 받을 때, 그곳에서는 그들을 영어로 말해야만 하는 환경에 놓는다고 합니다. 필요에 쫓겨 아는 말 전부를 반복해서 말할 수밖에 없게 하는 스타일로 영어를 공부하는 것이지요. 그렇게 말을 하면서 마스터하는 편이 영어 문법이니 구문이니 단어니 하나하나 공부하는 것보다 훨씬 빠르기 익힐 수 있습니다. 말하자면 영어를 가르친다기보다 말하는 습관을 들일 영어의 환경을 만드는 편이 회화실력을 늘게 하는 데는 훨씬 합리적이고 효율적인 것입니다.

이것은 로지컬 다이어트와도 통하는 점이 많은 이야기입니다. 왜냐하면 다이어트에서도 '날씬한 사람의 습관과 환경'을 만드는 것이 가장 중요하기 때문입니다. 로지컬 다이어트에서 중요한 것은 매일 '살 빠지는 생활 습관'을 몸에 익히는 것입니다. 살 빠지는 습관을 자신의 것으로 만들려면 거기에 익숙해져야 하니 날씬한 사람이 많은 환경에 뛰어드는 것이 진심이 되는 가장 빠른 지름길이 아닐까요.

다이어트에 진심으로 성공하고 싶다면 살이 빠진 사람들 속에 뛰어들어보는 것도 좋습니다. 의식적으로 날씬한 사람이 많은 환경에 있도록 한다거나, 다이어트에 대한 의식이 높은 사람과 가깝게 지내는 등 방법은 여러 가지가 있겠지요. 그런 뒤 살이 빠진 사람들의 생활, 식사, 운동 등을 본보기로 삼아 적극적으로 모방하면 좋습니다. 그렇게 하면 어느새 다이어트에 대한 에너지 수위도 높아지고, 지금의 자신이 무엇을 해야 하는지도 구체적으로 보이게 되겠지요.

또 한 가지, 다이어트에 대한 간절함을 높이는 데는 질 좋은 정보를 얻는 것도 중요합니다. 건강하게 살이 빠지는 방법이나 요요현상 없이 살 빠진 몸을 유지할 수 있는 방법 같은 확실한 정보는 다이어트에 대한 에너지를 높이고 다이어트혼에 불을 붙이는 데 큰 도움이 됩니다. 그런 점에서 이 책이 살 빼고 싶은 마음을 부추겨서 진심 모드의 불을 붙이는 계기가 된다면 정말 기쁘겠습니다.

다이어트를 성공으로 이끄는 '살 빠진 사람의 생활 습관' 12조

로지컬 다이어트는 살이 찐 사람이 '날씬한 사람의 생활 습관'을 몸에 익히는 방법입니다.

살이 찔지 빠질지는 100% 생활 습관이 결정합니다. 10년 동안 살이 찐 상태인 사람은 10년 동안 살이 찌는 생활 습관을 계속했기 때문에 살이 찐 것입니다. 다이어트는 생활 습관이 전부라고 해도 과언이 아닙니다.

그러므로 확실하게 살을 빼고 싶다면 '날씬한 사람의 생활 습관'을 가져야만 합니다.

실제로 시도해보면 알겠지만 로지컬 다이어트를 하면 습관이 몸에 적응되면서 '날씬한 사람의 사고방식'이나 '날씬한 사람의 행동'을 이해하게 됩니다. 음식을 선택할 때, 배고픔을 느꼈을 때, 배가 부를 때 등 일상의 순간순간 '그렇구나, 날씬한 사람들은 늘 이렇게 생각하고 행동하는구나! 그래서 계속 날씬한 거구나!' 같은 감각을 자연히 알게 되는 것입니다. 그야말로 살 빠지는 생활 습관이 몸에 배었다는 증거라고 해도 좋을 테지요.

다만 여기까지 소개한 로지컬 다이어트로 살 빠지는 생활 습관의 모든 노하우를 망라할 수는 없습니다. 아직 소개하지 못한 '살 빠지기 위한 사고방식과 행동의 비결'이 여러 가지 있습니다.

이제 날씬한 사람에게 배워야 할 소소한 생활 습관 노하우를 엄선하여 소개하겠습니다. 지금부터 말씀드리는 내용은 어느 것이나 극히 당연한 이야기입니다. 하지만 극히 당연한 것을 실행하고 있는지 가슴에 손을 얹고 생각해보십시오. 로지컬 다이어트에서는 자신이 당연한 일을 얼마나 지키고 있는지를 단호하게 묻습니다.

이 비결들을 격언으로 삼아 늘 의식한다면 로지컬 다이어트를 더 확실하게 성공시키는 데 크게 도움이 될 것입니다.

1조 공깃밥 추가를 하지 않는다

공깃밥을 추가하는가 안 하는가. 살이 빠진 사람은 이 선택이 매우 중요하다는 것을 알고 있습니다. 식당에서 주위를 잘 관찰해보면 날씬한 사람 중에는 식사를 추가하는 사람이 적다는 것을 알 수 있습니다.

밥 좀 더 먹는 정도로 그렇게 큰 영향은 없다고 생각하나요?

아닙니다. 로지컬 다이어트에서 하루에 줄여야 할 칼로리는 고작 200kcal~300kcal 정도입니다. 이 정도 칼로리를 매일 조금씩 줄인 것이 쌓이고 쌓여 결과로 나타나는 것입니다.

그러면 작은 밥공기 하나의 칼로리는 어느 정도일까요? 약

250kcal입니다. 즉, 공깃밥 추가를 하지 않는 것만으로 하루에 줄여야 할 칼로리 목표를 달성할 수 있는 사람도 많다는 뜻입니다. 지금까지 매일 밥 한 공기씩을 추가했던 사람이라면 그 습관을 그만두기만 해도 로지컬 다이어트의 대부분을 달성할 수 있겠지요.

사실 '공깃밥 추가'는 매일의 식생활에서 비교적 그만두기 쉬운 부분입니다. 하루에 250kcal를 줄여야 한다고 합시다. 공깃밥 추가를 안 하는 것만으로 한 끼에 250kcal를 줄일 수 있다는 것을 알면 가장 먼저 이것을 그만두지 않을까요? 그러면 나머지는 평소와 똑같이 먹어도 좋으니 상당히 쉽겠지요.

물론 식사량이 부족하다고 느끼기 때문에 공깃밥을 추가하겠지만, 만약 이미 배가 거의 찼는데도 평소 습관대로 공깃밥을 추가하는 것이라면 그것은 불필요한 칼로리 추가가 됩니다. 살을 빼고 싶다면 불필요한 칼로리는 섭취하지 않는다는 이 당연한 것을 하는지 못하는지가 '살이 찐 사람'과 '살이 빠진 사람' 중 어느 쪽으로 가는지의 갈림길입니다.

2조   배가 차면 그만 먹는다

살이 찐 사람과 날씬한 사람의 차이를 파악하다 보면 '배가 찼을 때 먹기를 그만두는가 아닌가'라는 점에 도달하게 됩니다.

날씬한 사람은 배가 차면 자동제어장치라도 달린 것처럼 숟가락을 딱 내려놓습니다. 반면 살이 찐 사람은 그 제어장치가 작동하지 않습니다. 이미 배가 찼는데도 불구하고 '입가심'이라며 디저트를 먹는다거나 배불리 먹고 마신 후에 이대로 끝낼 순 없다면서 2차, 3차를 가기도 합니다.

본래 생물은 자신이 살아가기 위해 필요한 에너지양을 섭취하면 그 이상의 잉여 에너지는 섭취하지 않는 법입니다. 그러므로 배가 부르다 싶으면 더 먹지 않습니다. 야생의 사자는 배가 부른 상태에서는 설령 눈앞에 얼룩말이 지나가도 잡으려 하지 않는다고 하지요. 그렇지만 인간이라는 생물 중에는 배가 부른데도 계속 먹는 사람이 아주 많습니다.

배가 부른데도 먹는 가장 큰 이유는 '먹는 행위 자체에서 쾌락을 느끼기 때문'이 아닐까요? 먹는 행위의 목적이 필요한 영양이나 에너지를 얻는 것이 아니라 쾌락을 맛보는 것으로 바뀐 것입니다. 구체적으로 말하면 좀 더 색다른 맛을 느끼고 싶다거나 이것도 맛보고 싶고 저것도 먹어 보고 싶다는 쾌락에 대한 욕구를 누를 수 없어서 배가 찼는데도 계속 먹는 것이지요.

이런 식으로 음식을 먹으면 매일 잉여 칼로리가 누적되는 상황을 피할 수 없습니다. 이것이 바뀌지 않으면 절대 다이어트는 성공하지 못하고 영원히 '날씬한 사람의 세계'에 들어가지 못할 테지요.

그러니 이 말에 해당된다고 느끼는 사람은 우선 이것부터 고쳐야 합니다. 매 끼니 배가 찼는데도 또 뭔가를 입에 넣으려고 할 때, 정말 그것을 아직 먹고 싶은지, 정말 그 음식을 원하는지 자신에게 물어보는 습관을 들이는 것이 좋습니다.

3조　남기기 아깝다는 생각을 버린다

배가 부른데도 잉여 칼로리를 섭취하는 데는 '함정'이 있습니다. 그것은 음식을 남기기 아깝다는 의식입니다.

'아, 배불러. 그런데 닭고기 두 점이 남아 있네. 남기기 아까운데 어떡할까. 뭐 이 정도는 그냥 얼른 먹어치우자.' 이런 흐름으로 배가 부른데도 여분의 칼로리를 몸속에 집어넣는 것입니다. 개중에는 반찬이 조금 남았으니까 그에 맞추어 밥을 추가하는 사람도 있습니다.

이래서는 살찌지 않을 수가 없습니다. 날씬한 사람은 반찬이 남지 않도록 처음부터 분량에 주의를 기울이고 혹시 남더라도 배가 부르다면 그것을 입에 넣지 않습니다. 아깝다고 생각하지 않고, 보관을 하든 버리든 제대로 결별합니다. 이런 단호한 판단은 꼭 보고 배워야 합니다. 남은 음식의 함정에 빠지지 않도록 조심해야 합니다.

4조　80%만 먹기보다는 족함을 안다

다이어트를 할 때 대개는 배가 80%만 차도록 먹으라고 하는데, 그렇게 신경 쓸 필요는 없습니다. 왜냐하면 80%만 먹으라고 하면 더 먹고 싶은데 참아야만 한다는 생각에 스트레스를 받기 쉽기 때문입니다.

다이어트를 하려는 사람이 중요하게 여겨야 하는 것은 '지족(知足)-즉 족함을 아는 것'입니다. 지족이란 분수를 알고 그 이상을 바라지 않는 것입니다. 식사에 관해서 지족을 안다는 것은 지금 이 정도 양이면 충분하다는 것을 잘 아는 것입니다.

족함을 안다면 배가 찼는데도 계속 먹는 일은 없어질 것이며, 과식할 염려 없이 80%인지 아닌지를 따지지 않고 매 끼니 배가 찰 만큼 먹으면 됩니다.

지족, 족함을 아는 사람은 매 끼니마다 자신에게 적절한 칼로리에 만족할 수 있고 그런 사람은 틀림없이 살이 빠질 것입니다. 이러한 점에서 보면 로지컬 다이어트는 지족을 습득하기 위한 하나의 방법이라고 할 수 있습니다.

5조 달성해야 하는 것은 '결과목표'가 아닌 '행동목표'이다

'2개월 만에 10kg를 뺀다!' 같은 종류의 목표를 '결과목표'라고 합니다. 그 목표가 어떤 행위의 결과로서 이루어지는 것이기 때문입니다. 그런데 결과목표는 어떤 의미에서 위험합니다. 절식을 한다거나 물을 절대 마시지 않는 등 최악의 행위로도 달성할 수 있기 때문입니다.

한편 '매일 칼로리 섭취량을 1600kcal로 한다' 혹은 '매주 일요일에는 심박수 140으로 30분 동안 달린다' 같은 종류의 목표를 '행동목표'라고 합니다. 행동목표는 그 행동을 하면 반드시 정해 놓은 체중을 감량할 수 있다는 로직을 이해하기에 설정할 수 있는 것이며, 바로 로지컬 다이어트적인 목표 설정입니다.

또 결과목표는 기일이 될 때까지 달성할 수 있는지 아닌지 알 수 없지만, 행동목표는 달성했는지 아닌지 바로 알 수 있습니다. 극히 단기목표이며 목표의 성질로서도 뛰어납니다. 따라서 결과목표가 아닌 행동목표를 설정하여 매일매일 달성감을 맛보길 권합니다.

6조 　기초대사량이나 체질을 변명거리로 삼지 않는다

"난 대사율이 낮아서 살 빠지기 힘들고 살찌기 쉬운 체질이야."

"물론 나도 다이어트 열심히 하고 있지. 그런데 대사량이 낮아졌는지 절대 안 빠지네."

이런 이야기 자주 들리지 않나요? 물론 모든 사람이 그런 것은 아니지만, 이런 이야기를 반복하는 사람은 대개 과체중인 경우가 많습니다.

이런 푸념에는 큰 오해가 몇 가지 있습니다.

첫째, 살이 빠지지 않는 것은 대사율이 낮은 탓이라고 할 수 없습니다.

대사율이 낮다고 말하는 사람들은 대개 일상 활동 수준이 낮은 경향이 있습니다. 직장에 가고 친구를 만나는 등 자신의 행동반경 수준에서만 몸을 움직여서 니트가 낮고 에너지 소비량도 낮습니다. 즉, 살이 빠지지 않는 것은 대사율 때문이 아니라 하루의 활동량이 적기 때문입니다.

게다가 애초에 기초대사량의 높고 낮음과 '살이 찌기 쉬운 체질' 또는 '살이 빠지기 쉬운 체질' 사이에는 명확한 상관관계가 없습니다. 기초대사량이 높은지 낮은지는 다이어트에 크게 영향을 끼치는 요인이 아닙니다. 사실상 거의 관계가 없다고 해도 무방합니다. 그 증거로 기초대사량이 높은 사람 중에도 살이 찐 경우가 많이 있고, 기초대사량이 낮은데 살이 빠진 사람도 많습니다.

둘째, 좀처럼 살이 빠지지 않는 것을 '체질'과 연결지으려는 발상도 잘못입니다. 어떤 사람이 살이 빠진 것은 살이 빠지기 쉬운 체질이기 때문이 아니며, 자신이 살이 찐 것도 살이 찌기 쉬운 체질 때문이 아닙니다.

그러면 어떤 이유로 살이 찐 것일까요? 그것은 바로 '생활 습관' 때문입니다. 살이 찌거나 빠지는 것은 100% 오랜 시간에 걸쳐 형성된 그 사람의 생활 습관에 따라 결정됩니다. 즉 기초대사도 체질도 관계없고, 매일 과식하고 거의 움직이지 않았던 생활의 결과가 나타났을 뿐이지요. 활동량이 적고, 활동 대사량이 낮을 뿐입니다.

좀처럼 살이 빠지지 않는 사람이 '대사'나 '체질'을 자주 입에 올린다면 그것을 살 빠지지 않는 변명으로 삼아 도망치고 있는 것입니다.

7조 큰 접시 요리가 아니라 자신의 적정량의 그릇에 먹는다

날씬한 사람은 대개 자신이 먹어야 할 양의 '틀'을 가지고 있습니다. 자신의 정량이 얼마만큼인지 분명하게 정해져 있어서 평소 식사도 자신의 그릇에 본인의 적정량을 담아 먹는 경우가 많습니다.

한편 살이 찐 사람은 큰 접시에 담긴 요리를 좋아하는 경향이 있습니다. 식탁에 큰 그릇에 담긴 요리를 놓고, 먹고 싶은 만큼 집어 먹는 스타일이지요. 이렇게 먹으면 자신이 얼마큼 먹었는지 알기 어려워집니다. 게다가 가족들이 각자 접시에 덜어간 후 큰 접시에 요리가 남아 있으면 바닥이 보일 때까지 먹게 되는 때도 많습니다. 당연히 과식으로 살이 찔 확률이 높아집니다.

그러므로 만약 다이어트에 진지하게 임한다면 이런 방식을 개선해야 합니다.

살이 빠진 사람은 큰 접시 요리라도 적절한 양만 덜어가고, 뷔페에서도 먹을 만큼만 담습니다.

어떤 상황에서든 자신이 먹는 '틀'을 지키는 것이 날씬한 체형을 유지하는 비결임을 알고 있기 때문입니다.

8조   제멋대로 주는 면죄부는 봉인한다

"나는 항상 헬스장에서 근력운동을 하고 있으니까 조금쯤 더 먹어도 괜찮아!"

혹시 지금도 이런 말을 하고 있나요? 이런 말은 그야말로 제멋대로 주는 면죄부입니다. 근력운동을 한다고 해도 칼로리가 거의 소비되지 않는다는 점은 이미 설명했습니다. 사우나에서 땀을 많이 흘렸으니 오늘은 조금 많이 먹어도 된다는 생각도 마찬가지입니다. 앉아 있을 뿐인 사우나에서는 칼로리를 소비하지 않기 때문입니다.

지식이 부족하면 이렇게 제멋대로 해석하게 되고, 제멋대로 주는 면죄부는 기대와 달리 아무 역할도 하지 못합니다.

하지만 여기까지 읽어온 우리에게는 이미 충분한 지식이 있습니다. 오늘은 목표 이상으로 운동을 했으니 조금 더 먹어도 되겠다는 사고방식이라면, 그것이 문제가 되지 않는다는 것을 이해하고 있지요. 하루 섭취 칼로리 목표를 확실하게 지켰는데 운동으로 예정보다 500kcal 더 소비했다면 500kcal를 더 먹어도 문제가 없습니다.

제멋대로 주는 면죄부는 봉인하고 제대로 된 지식을 가지는 것이 중요합니다.

9조 체중계 숫자에 연연하지 않는다

다이어트를 하면서 체중계에 올라갈 필요가 없다고 누누히 말해왔습니다.

왜냐하면 체중계의 숫자를 좇아가도 의미가 없기 때문입니다. 이유는 몇 가지 있습니다만, 숫자에 얽매이면 '지금 왜 이것을 해야 하는지'가 잘 보이지 않는다는 것이 가장 큰 이유입니다.

예를 들어 경기력 향상을 위해 트레이닝을 시작한 운동선수가 '복근운동 1000회, 벤치프레스 150kg 이상'이라는 횟수와 중량을 목표로 트레이닝을 하면 어느새 그 숫자를 채우는 것이 목적처럼 되는 경우가 많습니다. 그러면 숫자에 얽매여서 경기력 향상이라는 본래의 목표를 잃어버리기 십상입니다. 숫자를 달성하기 위해

동작을 대충 한다거나 자세가 무너져서 본래의 강화 포인트를 강화할 수 없게 되기도 합니다. 개중에는 오히려 경기력이 떨어지는 선수도 적지 않습니다.

다이어트도 마찬가지입니다. 매일 체중계의 숫자에 연연하면 목표까지 이제 몇 킬로그램 남았다느니 500g만 더 줄이면 되는데 아무리 해도 안 빠진다느니 하며 점점 숫자에 매이게 됩니다. 체중계 눈금이 생각처럼 움직이지 않는다는 이유로 극단적인 식이 제한으로 치닫는 사람도 있습니다. 물을 1ℓ 마시면 체중은 1kg 늘어나지만 그게 살이 찐 것은 아닙니다. 변비가 해소된 날에는 500g 정도 체중이 줄어드는데 그것도 살이 빠진 것이라고 할 수 없습니다. 숫자에 연연하다 보면 살을 빼기 위한 노력이 점점 잘못된 방향으로 가는 경우가 많아집니다.

다이어트의 성공 여부는 목표까지 체중이 떨어졌는가 아닌가 보다 몸이 움직이기 쉬워졌는가 아닌가 같은 자신의 감각으로 판단하는 편이 좋습니다. 설령 목표했던 체중까지 감량하지 못했더라도 체지방이 낮아져서 겉보기에 자신이 바랐던 체형으로 살이 빠졌다면 그것으로 충분히 성공이라고 해도 되지 않을까요.

실제로 살이 빠진 사람은 대부분 숫자에 연연하지 않습니다. 뒤집어 말하면 체중계의 숫자에 일희일비하는 것은 '살찐 세계의 사람들'뿐일지도 모릅니다.

10조 치팅데이를 치팅위크로 연장하지 않는다

최근 치팅데이라는 말을 자주 듣습니다. 치팅이란 눈속임, 사기, 부정행위 같은 의미가 있는데 이를테면 다이어트 중인 사람이 칼로리에 신경 쓰지 않고 먹을 때 "오늘은 치팅데이니까 먹어도 괜찮아."처럼 사용합니다.

원래 치팅데이는 극단적인 식이 제한을 하는 보디빌더가 사용하는 말이었습니다. 보디빌더는 지방을 낮추고 근육을 키우기 위해 큰 대회 전에 극단적인 식이 제한을 감행하는 일이 적지 않습니다. 그런데 이때 너무 칼로리를 제한하게 되면 몸이 적은 칼로리 상태에 적응해 '절약 모드'에 들어갈 수 있습니다. 이를 방지하기 위해 가끔 많은 칼로리를 섭취하는 날을 만들어 몸을 속여야 했고, 몸을 속이는 이 조치가 치팅데이라고 불리게 된 것입니다.

그런데 보디빌더만큼 식이 제한을 하지 않고 일상적 식사를 하는 사람이 치팅데이라면서 원하는 만큼 먹는다면 그냥 과식일 뿐입니다.

일단 그 점을 이해한 상태에서 말하자면, 로지컬 다이어트를 할 때 가끔 치팅데이, 즉 칼로리에 신경 쓰지 않고 먹어도 좋은 날을 만드는 것은 충분히 있을 수 있다고 봅니다. 물론 치팅데이를 계기로 지나친 폭식 모드로 바뀌어서는 안 되지만 치팅데이 다음 날부터 다시 평소대로 자신이 먹어도 되는 칼로리를 지키는 습관으로 돌아간다면 문제가 없겠지요.

로지컬 다이어트는 몇 개월에 걸쳐 진행되는 장기전입니다.

그러는 동안 과식하는 날도 있을 테고, 가끔은 오늘은 먹어도 괜찮다며 자신에게 허용하는 게 필요한 날도 있을 것입니다. 길게 보자면 그런 날이 있는 것이 오히려 당연합니다.

뒤집어 말하면 가끔은 과하게 먹는 날이 있다고 해도 다음 날부터는 평상시 모드로 돌아가는 것이 중요합니다. 치팅데이가 치팅위크로 이어져서는 안 된다는 점에 유의해야 하는 것이지요.

11조 모임이나 술자리를 피하지 않아도 된다

다이어트 중에 술자리나 모임이 있으면 어떻게 해야 할까요? 그런 자리라면 자칫 과식하거나 과음할 것이 눈에 선하니 다이어트 중이라고 말하고 참석을 거절하는 게 맞다고 생각하나요?

하지만 딱히 참석을 꺼릴 필요는 없습니다. 어쩌다 있는 모임에서 과식을 한다고 다이어트에 지대한 영향이 나타나지는 않습니다. 그런 자리가 매일같이 있다면 문제겠지만 하루 정도 칼로리를 초과했다고 해서 큰 문제는 없습니다. 다음 날부터 다시 '평소 칼로리'로 돌아가서 계속하면 된다는 말입니다. 매일 조금씩 칼로리 감량을 실천하고 있다면 '술자리의 칼로리 초과분'도 어느새 사라질 것입니다.

마찬가지로 연말연시나 명절에 오랜만에 가족과 친지가 모여 얼굴을 보고 맛있는 음식을 함께 먹는 자리에서도 다이어트 중이라서 안 먹겠다고 하지 않아도 됩니다. 그런 행동을 하면 주위에서 신경을 쓰게 되니 그보다는 다른 사람들과 어울려 적극적으로 맛있는 음식을 맛보는 편이 좋습니다.

실제로 날씬한 사람은 이런 자리에서 남들처럼 잘 먹고, 잘 웃고, 명랑하게 식사를 즐깁니다. 좀 많이 먹었지만 다시 평소 칼로리로 돌아가서 몸을 유지할 수 있다는 자신감이 있기에 즐길 수 있을 테지요.

흔히 다이어트 안내서에 '과식했으면 다음 날 식사량을 줄여 플러스마이너스를 맞춰두는 것이 좋다'는 식으로 쓰여 있는 걸 보곤 하는데, 이렇게 맞출 필요도 없습니다. 그렇게 해서 안 될 거야 없지만 그보다도 중요한 것은 평소 먹는 칼로리로 돌아가는 것입니다. 당장 눈앞의 숫자를 맞추기보다 자신의 다이어트를 길게 보고 평소대로 꾸준하게 쌓아가는 것이 훨씬 중요합니다.

눈앞의 작은 것에 연연하지 말고 먼 앞날의 큰 성과를 바라보며 다이어트를 해야 합니다. 가끔 돌발적으로 과식을 했다고 해서 실망하거나 자신을 탓할 필요는 없습니다. 늘 자신의 방식에 자신감을 가지고 매일 느긋하게 실천하면 됩니다.

12조 날씬한 사람의 세계에 산다는 프라이드를 갖는다

프로야구 선수 중에는 2군에서는 좋은 성적을 냈지만 1군으로 올라가자마자 활약하지 못하는 사람이 적지 않습니다. 2군에서 지내는 기간이 길어지다 보면 어느새 2군의 마인드에 물들어버려 1군으로 있는 것이 마음이 불편하고 뭔가 삐거덕거리는 것입니다. 실제 자신이 있어야 할 곳은 여전히 2군이라는 감각인 것입니다.

한편 1군에 오래 있던 선수는 부상이나 부진으로 인해 2군으로 내려갔더라도 여기는 자신이 있을 곳이 아니라는 감각이 강하여 어떻게든 1군으로 돌아가려고 노력합니다. 실제 자신이 있을 곳은 여전히 1군이라는 느낌인 것이죠. 이처럼 사람의 행동에는 '자신이 어느 집단에 있다고 느끼는지' 소속감과 프라이드가 꽤 큰 영향을 미칩니다.

그러니 다이어트에 성공했다면, '살찐 사람'이 아닌 '날씬한 사람'의 세계에 속한다는 소속감과 자부심을 가지는 것이 중요합니다. 지금까지 '살찐 사람의 세계'에 오래 머물렀다고 해서 그 사고방식에 익숙해져서는 안 됩니다. 본래 자신은 그곳에 속할 사람이 아니라는 의식을 강하게 가지고 다이어트에 임한다면, 어느덧 '날씬한 사람의 세계'에 속하게 되는 길도 열릴 것입니다.

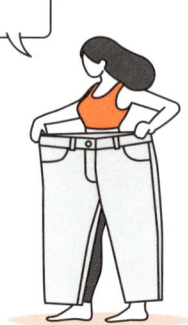

마치는 글

    이 세상에는 '살찐 사람'과 '날씬한 사람'이 있습니다.

    살 빼려는 노력을 하는데도 전혀 살이 빠지지 않는 사람도 있고, 원하는 대로 살을 뺀 사람도 있습니다. 또 일단 체중을 줄였지만 금세 예전 모습으로 돌아가는가 싶더니 이전보다 체중이 늘어 살이 더 찐 사람도 적지 않습니다.

    살 빼려는 노력을 하고 애를 썼는데 이렇게 차이가 나는 이유는 뭘까요?

    그 원인은 다이어트에 대한 사고방식의 차이에 있습니다.

    몇 킬로그램을 뺐는지가 중요한 것이 아닙니다. 무엇을 해서 살이 빠졌는지, 무엇을 먹지 않고 살이 빠졌는지도 중요하지 않습니다. 단기간에 살이 빠졌다는 것도 중요한 게 아닙니다. 일과성 결과밖에 내지 못하는 인스턴트 다이어트는 이제 다이어트에서 제외하는 편이 좋습니다.

그러면 무엇이 중요할까요?

일시적으로 살을 빼는 것이 아니라 살이 빠진 상태를 계속 유지하여 '날씬한 사람으로 다시 태어난다'는 사고방식을 가지는 것이 중요합니다. 그 사고방식이 있을 때 비로소 살 빼려는 노력이 보답을 받습니다. 살을 뺀 이후로도 살이 빠진 몸을 유지하여 날씬한 사람으로 다시 태어나는 것이 진정한 다이어트의 목적입니다.

이 책에서는 지금까지 장기적으로 살이 빠진 몸을 유지하고 날씬한 사람으로 다시 태어나려면 어떻게 해야 하는지에 대해 설명했습니다.

**날씬한 몸으로 다시 태어나는 것은
사고방식을 바꾸는 것이며
습관을 바꾸는 것이고
삶의 방식을 바꾸는 것입니다.**

그 자기변혁을 가장 간단하게, 가장 합리적으로 실행할 수 있는 방법이 로지컬 다이어트입니다. 로지컬 다이어트는 '이렇게 하면 날씬한 몸으로 다시 태어난다'는 사고방식과 기술을 끝까지 추구한 최고의 방정식입니다. 이 방정식에는 '이렇게 하면 건강하게 살이 빠진다', '이렇게 하면 두 번 다시 살찌지 않는다'는 합리적인 다이어트 노하우가 응축되어 있습니다.

아주 힘든 다이어트를 요구하지도 않습니다. 자신이 얼마나 먹고 있는지 자각하고 단지 과식했던 만큼의 칼로리를 줄이는 정도로 충분히 살이 빠집니다. 아마도 힘들게 노력하지 않아도 되고 인내하지 않아도 되는 다이어트는 로지컬 다이어트뿐이라고 해도 좋을 것입니다.

이제 로지컬 다이어트를 제대로 이해하고 실천한다면 '이렇게 하면 이렇게 된다!'는 방정식 그대로 합리적이고 효율적으로 다이어트를 성공시킬 수 있습니다. 힘들게 고생하지 않고도 살 빠지는 사고방식을 가지게 되고, 살 빠지는 습관을 가지게 되며, 살 빠지는 삶의 방식을 체득하여 날씬한 사람으로 다시 태어날 수 있는 것입니다.

이제 다시 묻겠습니다.

지금처럼 계속 살찐 사람의 세계에 머무르시겠습니까, 아니면 로지컬 다이어트를 통해 날씬한 사람의 세계로 다시 태어나시겠습니까?

할 것인가 말 것인가, 길은 두 갈래입니다.

날씬한 사람으로 다시 태어나면 자신감이 생기고, 일상은 물론 인생 전반이 좋은 방향으로 향하게 됩니다. 조금이라도 살을 빼고 싶다는 마음이 있다면, 로지컬 다이어트에 도전해 보시길 권합니다.

인생은 한 번뿐입니다. 훗날 후회하지 않으려면 지금 도전하는 것이 답입니다. '반드시 날씬한 사람이 되겠다'는 확고한 의지와 열정을 가지고 시작해보세요.

자신의 몸은 자신의 힘으로 바꿀 수 있습니다. 자신의 인생도 자신의 힘으로 바꿀 수 있습니다. 다이어트에는 사람을 바꾸고 인생을 바꾸는 큰 힘이 깃들어 있습니다. 그러니 로지컬 다이어트로 날씬한 사람으로 다시 태어나 앞으로의 인생에서 성공과 행복의 길을 열어가세요.

이제 다이어트에서 헤매는 일은 없습니다.

살이 빠지지 않는다고 포기할 필요도, 음식을 참는 스트레스로 좌절할 필요도 없습니다.

이런 고민은 모두 로지컬 다이어트가 해결해 줍니다.

이제 가슴을 펴고 당당하게 '다이어트의 왕도'를 걸어가세요.

'최고의 살 빠지는 방정식'을 자신의 방식으로 체득하여, 평생 날씬한 몸을 유지하시길 바랍니다.

앞으로의 인생이 건강하고 가벼운 발걸음으로 빛날 수 있도록, 그 선택을 지금 시작하세요.

옮긴이 **최려진**

한국외국어대학교 환경학과와 한국방송통신대학교 일본학과를 졸업했다. 행간을 옮기는 찰떡같은 표현을 찾는 일이 행복한 번역가. 옮긴 책으로 『영어는 3단어로』, 『유대인 영어 공부법』, 『꿈이 없다고 말하는 그대에게』, 『하루 10분 엄마 습관』, 『뇌는 왜 내편이 아닐까』, 『복지강국 스웨덴, 경쟁력의 비밀』, 『경제 예측 뇌』, 『당뇨병 아는 만큼 고칠 수 있다』, 『혈당 잡는 1분 운동의 기적』 등이 있다.

다시 안 찌는 몸의 공식

초판 1쇄	2025년 8월 22일
지은이	시미즈 시노부
옮긴이	최려진
발행인	유성권
편집장	이재선
기획	유지인
마케팅	김호철, 최성규, 김진형, 정명한, 김모란, 노예련, 한태수, 임예설, 김지현, 박수경, 윤정아
판형	152mm × 224mm
발행처	범문에듀케이션
	서울시 양천구 목동서로 211 범문빌딩 (우) 07995
전화	02) 2654-5131 / **팩스** 02) 2652-1500
웹사이트	www.medicalplus.co.kr
등록	2011년 1월 3일 제 2011-000001호
ISBN	979-11-5943-516-4 (13510)

※ 잘못되거나 파손된 책은 구입처에서 교환해드립니다.
※ 책값은 뒤표지에 있습니다.
※ 이 책은 저작권법에 의해 보호를 받는 저작물이므로 무단 전재와 복제를 금합니다.

아침에 먹는 사과 한 알이 우리 몸을 건강하게 합니다.
아침사과는 건강한 몸과 마음을 만들어주는 책을 만드는 (주)범문에듀케이션의 건강 실용서 브랜드입니다.